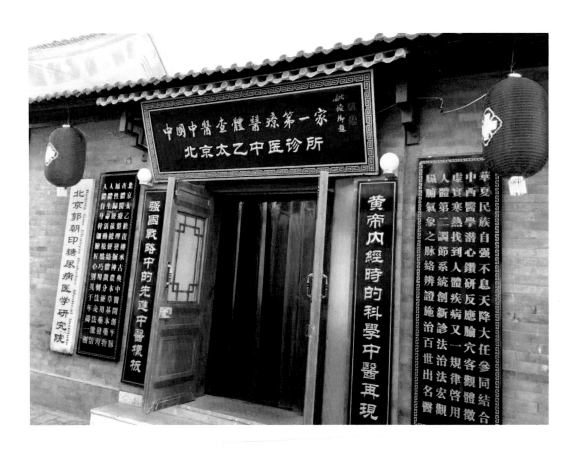

U0331829

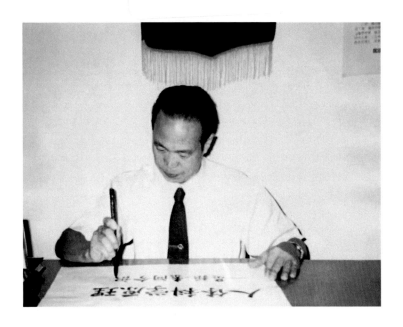

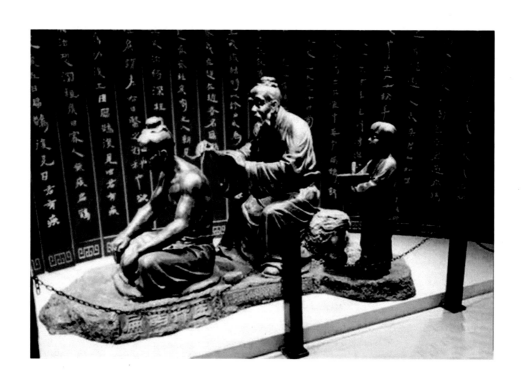

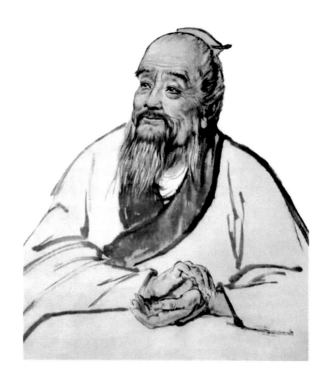

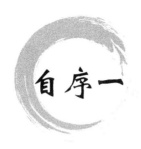

自序一

　　这两年多疫情把"经济、生活"方方面面都搞乱了，一下子全社会都开始关注起了中医。以往中医在我们心中是以"文化"的形态呈现的，好像防疫跟中医没有多大关系，但事实上，在中医古籍中，记载和埋藏着许多行之有效的好药方，比如埋藏在水井里的"屠苏酒"，口服的"大小阳旦汤、阴旦汤""伤寒与时行瘟疫药方"，疫情期间佩戴的各种成分的"香囊"等。

　　在我心里，中医太科学了，不但科学，而且先进，要比西医更科学、更先进，特别是完整记载在《黄帝内经》等四大经典里的"中医体检"方法，我们称为"平脉查体"。无论大小病，要想"早诊断、早治疗"，非它莫属。古时候的"摸脉"，不是单单摸一下"寸口脉"，还要做全身经络穴位检查。但当今很少有医生会这样做，只有我们太乙中医门诊坚持在做"平脉查体"。

　　写这本书，本来是想为中国古典中医"扁鹊医道"申请世界非物质文化遗产准备材料，和申报中国科学院、工程院院士的材料。到后来长篇大论，搜罗古今名著，考古发现了埋藏很深的"中医宝藏"。比埋藏地下的"金银珠宝"重要多了。文章也竟不知不觉地写成"中华中医药文明史考古发掘"了。

　　在此，我要真心告诉大家的是，疫情期间，一个人战胜疾病靠"元气"充足，也就是靠自身的免疫力。主动防疫要与被动防疫结合起来，针对每一个人的体质情况，防疫还可以服用中药提高免疫力，补充"元气"。通过穴位调理，"点穴、针刺"，综合调理。所以需要让大家多懂点中医治病知识，特别是治病原理。希望有更多的朋友能看到这本书，从这本书中受益！

作者　北京太乙中医诊所
郭朝印
2022 年 6 月 31 日　北京

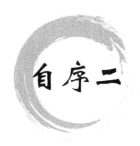

自序二

最近在网上看到有关"国家区域医疗中心"成立的名单，从心底又点燃起了自己理想和希望的火苗。作为从事古典中医修复传承的老中医，长期以来，很多疑难疾病，采用古籍里记载的"平脉查体"这一治疗模式，疗效十分神奇。随之马上给他们写信，首先讲到自己采用"刺法"激活自体"干细胞"治愈老年痴呆等一大批疑难病的情况，还有我在中医考古方面的重大发现。

古典中医参与国家医学中心工作，可以将"中医体检"作为"国家医疗改革"的中国方案，这是很重要的一件事。一周前《人民日报》有一则消息，六天内三位名医去世。山东泰山医学院四十二岁的蔡某猝死于手术台旁，天津总医院神外四十五岁李某心脏病发作猝死，同仁堂前董事长张某三十九岁因心脏病离世，这些消息让人非常痛心和同情。

我几十年来的中医考古发现，中国古人很早就开发出来了一种叫作"脉诊"的"中医体检"方法。因为历史的原因，大约在两千多年前，大多医生就已经把古人创立的全面体检的方法简化为只摸"寸口脉"，所以"中医体检"这个名词至今已经无人再教、无人再学。

我发现，开创"平脉体检"方法的中国古人，很早他们就发现"寸口脉"能够集中观察全身穴位反应和病情变化情况，所以才称"寸口脉"为"脉之大会"。现在我们经常看到的，一些自己的亲人有病，去做些仪器检查，检查做得很好，病情也查得很清楚，就是最后病没治好，患者"走着来、死了去"。残酷的现实让人唏嘘，在此我疾呼全社会要"重视中医、振兴中医"。

据考证，中国早在殷商和西周时期就已形成了一整套完整的全科医疗的体检方法。中国古典中医在气象医学的基础上融合了解剖医学的理念，形成了"藏象医学"的辨证论治体系，比我们现在的医学研究，站得高、看得远。

现在我们的中医，大多数也在摸脉，但在应用"脉诊"这个"体检"方法和技术上，偏离了"经典"的做法和要求。然而他们也并不想改变自己的诊疗手法，并不知道"全科脉诊"对全社会、对我们自己的健康有多重要。

尽管在中华人民共和国成立初期，中医学专业被纳入公立高等教育体系中，但未从中医基础理论方面开展中医治病原理方面的实验医学研究和教学，千余年来脱离实验医学基础的传承和中医严重的西化，必须加以改革。

"平脉查体"这一具有中国特色的"体检"方法，凝聚着中国古人数千年的经验积累和智慧。振兴中医，推广中医体检，它可以作为一种中国方案，为人类健康事业做出它应有的贡献。

需要指出的是，中医考古发现，古籍里记载的中国式的"体检"方法，"平脉查体"治疗模式，也就是《史记》里记载的"扁鹊医道"的高超医疗技术。确实非常神奇，希望能得到重视，尽快将这一"医学宝藏"开发出来！

作者　北京太乙中医诊所

郭朝印

2022 年 8 月 31 日　北京

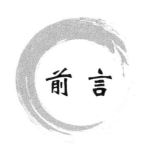

前　言

　　这本考古中华医药文化历史的专著，是继清末民国时期陈邦贤《中国医学史》之后对中医更深入细致的一次考古挖掘。从"医莫先于脉""脉出于河图、洛书"，以及"伏羲画八卦，神农尝百草，黄帝铸九针"等，大量出土文物资料证明中华医药的历史可追溯到五千年前。"脉"是中华医药文化的根基，到了夏商时期已经有了"阴阳五行"的概念，"脉诊、经络"的记载，"针灸、中药"等医疗技术手段已经初具规模。

　　中华民族医药文化源远流长，"黄帝兴医""太乙传承五千年"，轩辕黄帝时期的"扁鹊、太一子"是中华医药的创始人，是开创"脉诊"方法的鼻祖。

　　唐王冰在整理《黄帝内经》一书的序言中写道：夫医道所兴，上古神农始尝草木而知百药，黄帝咨访岐伯、伯高、少俞之徒，内考五脏六腑，外综经络血气色候，参之天地，验之人物，本性命，穷神极变，而针道生焉。雷公受业传之于后，伊尹撰用《神农本草》以为汤液。

　　《史记》记载，中古名医有俞跗、医缓、扁鹊，秦有医和，汉有仓公。"其论皆经理识本，非徒诊病而已"。汉有华佗、张仲景，其他奇方异治，施世者多。

　　可以搜集到的资料证明，历史上曾有一个"扁鹊医道"学派存在的年代。《史记》记载的战国时期的秦越人，应该是在轩辕黄帝时的"扁鹊太一子"和"俞跗"之后"扁鹊学派"的第三位代表人物。再之后就是被《史记》记载的西汉名医"仓公淳于意"了。另外，金元医家张洁古曾开辟了一个"金元鼎盛时期"，其倡导"查体医疗"，也算是"扁鹊学派"代表人物。

所谓的"金元四大家",张元素、李东垣、王好古（王海藏）、罗天益。李东垣的突出贡献是在洁古的启发下，撰写了《用药法象》《医学发明》《兰室秘藏》，辨析经络脉法，分辨伤寒六经之则，并在"药类法象""分经用药"方面做出贡献。

"平脉查体"是中医之本，宋元时医学家滑伯仁，尝谓"医莫先于脉"。曾撰《难经本义》两卷，主张精研医经，以掌握医学机要。

新的考古工作发现，中医为什么到后世会出现医疗技术倒退的现象，原因是后世不少医家背离了"平脉查体"医疗这一根本。现时中医的情况，存在另外一个中医体系，也就是张仲景之学影响下的中医理论体系。

东汉之后，历朝历代，"平脉查体"的医疗方法并不被社会所重视。千余年来先辈们新书出版，不断改头换面，"脉诊"的内容和概念被演变，再也看不到古典中医"扁鹊医道"查体医疗的记载。

本书选择了孙思邈、滑伯仁、黄元御作为代表对后世中医出现倒退做了分析。黄元御是清末一位杰出中医大家，黄元御延续了魏晋以后中医的主流学术思想，跟历来的大多数医家著书立说一样，都是站在穴位反应实验医学研究之外写文章。而上古时期，像《黄帝内经》系统讲述中医治病原理，作者是站在经络穴位反应"针刺、用药"等实验研究基础之上写文章。

黄元御代表了长时间以来中医传承的学术思想，魏晋以后各家学说，没有结合"平脉"和"查体"这一医疗实践，抽象地解释"阴阳五行"的概念和内容，过于牵强附会，让后学者莫衷一是，给中医传承带来一定影响。

本书内容分总论和正文两部分。在总论部分，分十个小节，概括地介绍了"中华太乙"修复传承"扁鹊医道"中国古典中医的历史沿革；正文分九篇，每篇又分九章进行相关历史文化的考古挖掘。

书中记载了当时古人"设计十二经脉理论框架"，"设计"用药"归经图""周易八卦"设计，借鉴了"五输穴"和"寸口脉"立体层面的"九宫八卦"特征等。

太乙中医的诊断方法，先摸脉，再查找反应穴位，通过每一位病患的反应经络体征辨证论治，特别是依据患者的反应经络穴位体征，设计"人体平面图"、绘制"脉图"、绘制"穴位反应"示意图、绘制《神农本草经》基本药物归经图。通过各种有效途径实现中医诊断治疗的客观化，力图在一个废墟上建起一座如世外桃源般的中医药殿堂，为后人架起一座通向"中医现代化"的桥梁。

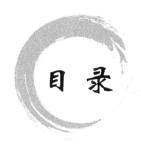

目　录

总

论

回顾我们中华民族悠久的医药文化历史，特别是中国古典中医"平脉查体"医疗的"扁鹊医道"医疗模式，我们对此进行了长期且深入细致的考古挖掘，我们谨以"中华太乙"文明历史传承为主线，将向世人重新展现我们五千年中华医药文化的文明历史。

（一）创新年代的"中华太乙"

中医药是中华民族文化的瑰宝，新的考古工作和医疗经验证实，中医学是深入研究人体"皮肤器官"功能最伟大的自然科学。资料显示，"脉先于医"，"脉"出于"河图、洛书"。"脉"是中华医药的源头。

从古到今，能预测疾病和死生，能真正完整解释和揭示疾病规律的不是西方医学利用的那些仪器的检查，而是中国的"中医体检"。中医"平脉查体"的健康检查，也就是流传数千年的中医"脉诊"。

举例来说，如果有人患病，患者不用讲，医生先通过摸"脉"，再去检查他的全身反应经络穴位的反应体征，无论什么病，在身体表面总有几处穴位正在做出反应。找到患者这一疾病的反应部位，就找到了"病根"。最后"点按"这些反应"腧穴"，就会有疗效出现。如果人们没有出现任何不适，但经过这样程序化的检查发现了一些反应部位，不要等病痛出现，我们事先加以调理，就能预防一些疾病的发生，比如排查"冠心病"，这样的做法，古人称之"治未病"。

我们在临床发现，"寸口"脉象跟这些反应"腧穴"之间似乎是有关联的。比如，经"点按"患者的一些反应"腧穴"后，就能立刻改变患者原有"脉象"的特征。如果患者"寸口"脉象有了改变，患者的体温、疼痛、心跳、呼吸等，都会随之改变，所以我们认为，它们是受到同一部位管理。

我们发现"太乙"这一名词，经常出现在史书里。就字意讲，"太"是大的意思，"乙"是天干第二位，加在一起，有着"健康、祥和"，事业"兴旺发达、方兴未艾"的寓意。

"太乙中医"，指东方古典医学，也就是具有五千年悠久历史的中国藏象医学。它区别于现行中医以及西医的地方，在于完全是从人体体表"气象"变化来诊察和治疗疾病。

作者在几十年从事古典医籍挖掘整理和学习实践中，将失传两千多年的古典中医"平脉查体"治疗模式重新修复。此模式是通过全经络脉诊"查体"，寻找体表反应经络穴位体征开方治病，无论多么疑难的疾病，都能做到"宏观观察，整体医疗，辨证施治"。

有了这套技术，有了"平脉查体"这把金钥匙，像心脑血管疾病、糖尿病、高血压、冠心病等许多被称之为疑难病的疾病，都能取得满意疗效。同样，许多现行医疗手段长期不能治愈的疾病，像神经、精神疾病，消化、呼吸、内分泌系统疾病，几乎都能被治愈。

"太乙中医"的诊病治病模式为先摸脉，再查找反应穴位，通过每一位患者的反应经络体征进行辨证论治。在诊疗过程中，依据患者的反应经络穴位体征，设计"人体平面图"，绘制"脉图"，绘制"穴位反应"示意图，绘制药物归经图。通过各种有效途径，力求实现中医诊断治疗的客观化。

考古发现，古典中医"藏象医学"的概念，"藏"和"象"代表了两层含义，既包含了属于"解剖"方面的医学概念，也包含了属于"气象"方面的医学概念。发现人体本身就固有"两个并行"调节系统。古人很早就发现了隐藏在人体"皮肤"上的调控系统，因此人类医学发展就应该有两种"实验医学"研究的方法和治病模式。

经作者修复起来的古典中医"平脉查体"医疗模式，是"既简便又高效"的诊断治疗方法。通过"脉诊、查体"和更大的信息平台，"客观化、程序化、数学化"的医疗模式和操作方法，"表里同治"，能从根本上解决人类健康和疑难疾病根治问题。

（二）"中华太乙"的前世今生

近年来国家对一些埋藏在地下数千年的文物进行考古挖掘，有了许多惊人的发现，让我们每一个中华儿女的自豪感油然而生。对于中华医药宝藏的前世和今生，考古发现，中华医药是五千年中华民族文化形成的瑰宝，已经发现了许多让中国人为之自豪的中医药文化古迹。

需要指出的是，医学和医疗是在有生命的人体上的活动，很多医案和医学科研资料因为历史的原因，很少有实物资料完整保留可以让我们亲眼看见。

传统古典中医产生于远古时代，古有"伏羲画八卦，黄帝制九针"之说，说明中国传统古典中医产生的年代非常久远。《史记·帝王世纪》记载说，"伏羲画八卦""所以六气，六腑，五脏，五行，阴阳，四时，水火升降，得以有象，百病之理，得以有类"。

在这里有一个关键词需要特别注意，因为有了"伏羲画八卦"等在医学和生命科学研究方面的成就，所以"百病之理，得以有类"等等。又有记载，在"伏羲画八卦"之后，"神农乃尝味百药而黄帝制九针以拯天枉"。意思是说，神农尝百草是在"伏羲画八卦"之后，"黄帝制九针"也是在"伏羲画八卦"之后。可见"伏羲画八卦"在中国医学发展史上有着非比寻常的重大意义。

可以这么说，中医起源，开始是发现了"腧穴"等疾病反应的这一现象，又发现了具有一定规律性的"反应腧穴"的"寒热虚实"客观体征。为了记录这些规律，开始画出一些具有"标志化"的特殊符号。画这些表示穴位反应的"特殊符号"就叫"画八卦"，因为伏羲作为当时的领袖，所以称"伏羲画八卦"。由此可以看出，"伏羲画八卦"是在当年脉象和穴位反应这一诊病治病技术上和理论上的一次升华和飞跃。

在这里同时出现了三句话，"伏羲画八卦，黄帝制九针，神农尝百草"。仔细分析，这些话都关乎"医药"和百姓治病的事，就说明"卦"字这个象形字的含意。"卦"字首先有个像人体脊柱的左偏旁，右边上画了一调竖线，表示脊柱旁有一条经脉走过，在线上点出了一个点，一个穴位反应点。可以肯定地说，古人从造字开始，"卦"字就有代表人体疾病、健康和医疗活动的意思。

这一标志穴位反应体征的"画卦"，它是中国人创立的"藏象医学"的重要科学印记。如乾坤二卦代表"邪实"的三杠连起来，代表"正虚"的三杠中间断开。

说到"河出图、洛出书"以及"伏羲画八卦"，当年们的祖先从自己身上发现病变过程中人体会出现"寒热虚实"各种反应的时候，当这些先人们再次看到"灵龟背甲"和"斑马旋毛"的特殊图案时，受到"河出图、洛出书"这些"数字图案"的启发，从这些有灵性的动物身上，很快改变了自己之前对于医学和生命科学的认知。甚至一下子在人们脑海里呈现出了一些可以表示穴位反应轻重和分布方位的"八卦"图像概念进一步演化，就有了"戴九履一，左三右四，二七为肩，六八为足"的"九宫八卦"的"太极"图案。再后来，这些来源于"穴位治病规律"的概念和医疗模式，被进一步演化成《周易》"六十四卦"以及"阴阳五行"推演公式。

大量历史资料证实，伏羲时代"画八卦"，开启了中国气象医学文化先河；周文王时代创造了"六十四卦"，开启了医学与哲学的新思维；孔子时代为"易卦"作序，开启了医易互鉴的预测学新学。

大约在殷商到西周时期，中国的医学和诊病治病技术已经发展到一个相当高的水平，病候学可以说也开始有了信息化处理和药物治疗信息化处理的特征。在保存至今的许多古典医学资料中，比如被称为中医"四大经典"之一的《黄帝内经》中就已有大量文字记载了"中医体检"和气象医学"平脉查体医疗"方面的知识。

中华民族文化源远流长，追溯到五千年之前的夏商时期，仍能看到先祖创造的"阴阳五行"理论的踪迹。比如最早出现的《太始天元册》《天元纪大论》等佚文，都有对经络脏腑"阴阳五行"的记载。

十二生肖图最早的构思就是借鉴了当时的人体药物"归经图"，而归经用药借鉴于"五输穴"等"本输"理论。《神农本草经》的"本草"亦借鉴于"五输穴"的"本输"。"周易八卦"推算借鉴于经络理论中"五输穴"和"寸口脉"立体层面的"九宫八卦"特征。

近年来的中医考古发掘发现，大约在殷商到西周时期，中医药文化已经发展到一个很高的水平。对人体疾病规律等方面的认识，比现行西方医学还要超前和先进。有一个很简单的道理可以说明这一点。如果说历史上没有这样一个先进的治疗模式和方法存在，没有一批像"扁鹊"这样医术高超的医生存在，像《黄帝内经》这些在治法和理论基础上都如此成熟的医学巨著，是无法写出来的。

西方医学没有意识到医学研究需要把"人与自然融为一体"来看待。时至今日仍然停留在"解剖"这一阶段，不肯接受中国医学高端医疗的诸多研究成果。尽管可以人工手术换脏器，似乎让人们觉得西方医学高深无比，可是手术意外仍难以把控，经常会有人手术后莫名其妙地在顶级医院突然不治身亡。

中医到后世出现了医疗技术倒退的现象，大部分原因是后世不少医家背离了"平脉查体"医疗这一根本。而现在保留下来的基本上是经方派"方士之学"影响下的中医理论体系。然而事实上，"平脉查体"才是中医学的"顶梁柱"和根本。

在此谨以晚清比较有名的黄元御医生的经历来说明一下缘由。上古时期古人是站在经络穴位反应等实验医学研究基础上看病和"针刺、用药"，是站在经络穴位反应等实验医学研究立场上写文章。而黄元御所处的年代，整个医疗环境已经变了，大约从西晋之后各家的医学论著，都不涉及脉诊经络穴位反应的亲身体会，所以他写的文章也是"以经解经"，理论脱离实际，许多医书的文字内容让后学不易读懂。

（三）"上工"医生"治未病"

中医古籍很早就记载了对于高层医药专业人才技术水平的评判标准。如《难经》从学力和工作能力上曾经讲过，"知一为下工，知二为中工，知三为上工"。《黄帝内经》讲，"上工十全九，中工十全七，下工十全五"。意思是，看病的功夫主要在对病情的判断上，只知道"问一问"病情就去给患者开药，而不知道"摸脉"，就叫"知一"，是下等医生。知道"问病情"，又知道"摸脉"，叫"知二"，是中等医生。知道"问病情"，又知道"摸脉"，更知道联系穴位经络"查体"，叫"知三"，是上等医生。

"上工"既知道"问病情"，又知道"摸脉"，又知道"查体"，"治"十个患者，有"九个"会被治好。"中工"知道"问病情"，也知道"摸脉"，"治"十个患者，有"七个"会被治好。"下工"只知道"问病情"，"治"十个患者，只会有"五个"会被治好。

"上工治未病"这句话是从"平脉查体"中发现了一种基本的病理现象和一个治病规律，一个人有病就会有"穴位反应"出现。如若在身体上的病痛还未出现之前就加以调理，就会避免之后各种病痛的发生，才叫"上工治未病"。

藏象医学的理论基础，即它的基本物质和形态结构，就是腧穴。古人所研究的腧穴具有"大小、厚薄、深浅"的形态结构，这是腧穴具有"寒热虚实"这些物理属性的基本物质，故掌握了腧穴的相关知识概念，就基本了解了中医学的基本指导思想，这也是学习中医的第一步。

古人在其医学经典著作中介绍说，十二经脉是"端络"出来的。"端络"经脉的基本依据，就是腧穴，即穴位反应的好发部位和地带。反应腧穴，是中华医药形成的源头。

所谓"上工治未病"，如果一个人还没有出现任何不适，经过"平脉查体"这样程序化的检查，如果发现了一些反应部位，或者正在出现的反应部位，这时不等病痛出现，就事先加以调理，就能预防一些严重威胁身体健康的疾病的发生，比如癌症的早期诊断，早期排查"冠心病"这类心脑血管疾病等。

现在我们所知道的"十二经脉"，是古人对"腧穴"不断深入研究，达到一个顶峰出现的重要科研成果。古典中医学由"刺法"不断实践，掌握了其中的生命科学奥妙以后，才出现了"十二经脉"。在"经脉"概念形成之后，才有了古典药物学的萌芽。

"平脉查体"是中医之本，也是"上工治未病"之本。本书作者长期以来坚持古典中医的"平脉查体"医疗，利用各种场合，向周边朋友推荐"未病先防"的"中医体检"方法。有很多朋友本来还没有出现很大病痛，结果一查，身上反应穴位不少，就动员他们按照中医体检发现的反应腧穴进行调理。像高血压、冠心病、糖尿病这样的疾病，早期都有很多反应腧穴出现，经过中医查体，对这些未发展成严重病变的反应腧穴进行调理，就阻止和预防了将来可能发展成为严重疾病的可能。

需要附带说明的还有一点，作者在经过西医各种检查确定了疾病诊断后，就直接"平脉查体"，再依据反应腧穴体征去针刺、开药。对于还没有经过西医检查明确诊断的患者，还是要安排患者去做相关西医检查明确诊断，之后再根据"平脉查体"过程出现的"反应腧穴"进行治疗。一般中医体检就可预测和推测到患者可能存在某某脏器的病变，也有必要推荐患者去做相关西医检查明确诊断。

在中西医结合方面，作者提出"医学第二程序"的构想，西医检查诊断为第一程序，中医体检为第二程序。大部分患者还是要依靠中医体检诊断治疗。通过长期实践，可以肯定地说，古典中医"藏象医学"医疗模式的实施，可以弥补现行医疗模式许多不足。在"上工治未病"思想指导下，广泛开展"平脉查体"中医体检，会让那些疑难疾病的诊断治疗变得轻而易举。

（四）"脉"由"河图、洛书"出论

有文字记载，"脉出于，河图、洛书"。并加以解释说：夫河图者，当伏羲之时，有龙马负图而出于河。"图"即龙马背上之旋毛罗纹是然，有如是，其文则：一六在下，二七在上，三八在左，四九在右，五十居中。合"上下左右中间"之罗纹，共计五十有五焉。

夫洛书者，乃大禹治水之时，有神龟负书而出于洛。是"书"即其神龟背上之自然之文，重叠纵横，状如折甲。有如是，其文则：戴九履一，左三右四，二四为肩，六八为足。

又朱子曰：天以阴阳五行化生万物，人在天地之间，是亦物也。但物得其偏，人得其全耳。苟欲明阴阳五行之理，舍"河图洛书"而不能登堂入室也。

以上文字，基本讲到了河图、洛书促使中国脉象学走向成熟的基本情况。也就是说，如果没有河图、洛书，或许流传数千年的"中国脉诊"理论和技术就不会出现，就不能形成后来这样具有高深理论和诊断学基础的"中国式体检"方法。

近年来经过大量经典文字整理发掘和考古发现，证实古人从一个一个穴位反应观察开始，到发现"寸口脉"部位能够集中观察全身的穴位反应情况，最后上升为一个理论体系完整和科学性很高的疾病诊断方法，都是受到了"河图、洛书"的启发。

"寸口脉"能集中观察全身的穴位反应情况，所以称之"脉之大会"。"脉出于，河图、洛书"这些记载，同样在向我们提示，人体疾病过程中用以诊察疾病的"脉诊"，并不简单只就是单指"寸口脉"诊察，还包括全身的穴位反应检查。

大家知道，阴阳五行理论是中医理论的基础，阴阳五行是通过长期经络穴位检查总结出来的疾病规律，是在反应腧穴检查的医疗实践中，发现反应腧穴具有节段性和层次方面所存在的一些客观规律。

还有，后世一些医家，将"阴阳八卦"自然之理，经过反复推演，跟"木火土金水"相配，以"一六为水，二七为火，三八为木，四九为金，五十为土"。要知"伏羲画八卦"，在伏羲胸中，原有"阴阳五行"之理。所以一见斯物，适合于人体科学这一"腧穴"反应规律，因之而"画八卦"以表示之。

另外有一段文字是评论金元时期医家张洁古的，文章说，观洁古《脉数通论》，夫脉乃五行之数，各有生成之用，相克之数。木得金而伐，火得水而减，金得火而缺，土得木而亏，水得土而绝。五脏应五行，各有相生相胜之理，得相生者愈，相胜者死。

同样，还有专家评价说，洁古，东垣之师也，东垣又为海藏之师也，其家学渊源，相与潜心乎知脉诊如此，河图与洛书者，相为经纬。同样，人生亦生于"五行"之中，亦具有生克之理。然千载以下，能窥其奥者，唯洁古一人而已。张洁古，亦名张元素，金元四大家时期中医盛世的开创人。

另外在《春秋纬》中记载：圆者星也，历纪之数，圆出马背旋毛文，故圆曰图；书出龟背罗甲文，故方曰书。河以通天，出天苞；洛以流地，出地符。河通于天，龙马负图，以出于天，其位：一六居下，二七居上，三八居左，四九居右，五十居中。洛流于地，神龟负书，以出于洛，其位：戴九履一，左三右七，二四为肩，六八为足。

"阴阳五行"是中医理论的基础，是在"反应腧穴"体征检查的医疗实践中，发现人体体表皮肤存在节段性和层次方面的客观规律总结出来的。作者认为"腧穴"作为中医理论的核心理论和指导思想，所以被称为中医理论的基础。

所以，朱子曰：天以"阴阳五行"化生万物，人在天地之间，是亦物也。苟欲明"阴阳五行"之理，舍"河图洛书"而不能登堂入室也。

（五）历史上的"扁鹊医道"学派

在历史上，曾经存在一个"扁鹊医道"和"扁鹊学派"的时代。可以搜集到的资料证明，战国时期的秦越人"扁鹊"，应该是轩辕黄帝时期的"太一子、扁鹊"之后，春秋时期的"俞跗"之后的第三位"扁鹊学派"的代表人物，之后就是被《史记》记载的西汉名医"仓公淳于意"了。

到了宋代，有一位名叫窦材的医生，自称是"第三代扁鹊"。从其论著《针灸神书》看，他并没有完全继承了"扁鹊学派"的学术思想，也没有完全按照"平脉查体"医疗的医生，最多只能算半个"扁鹊"。"扁鹊学派"一定是按照《黄帝内经》所强调的"三部九候"诊法，坚定不移地按照"平脉查体"开展医疗活动的医生。按照这一原则，后世可以被追认为"扁鹊学派"的人，应该是金元时期的著名医家张元素，后世普遍称其"洁古老人"。他因为多次没有考取进士，结果发奋读《黄帝内经》，自学成才的一代名医。他坚持"五脏六腑形证脉气，若夫诊切无由识也"的医生，是为中国古典中医传承做出贡献的一位名副其实的"扁鹊医道"传承人。

自上古以来，人们所称颂的"扁鹊"，是轩辕黄帝时期的一位医生，自谓"太乙子"，是第一位总结脉象规律的人，是中国医学第一位医学宗师，对中华医药的形成和发展贡献很大，被称为是中华医药的鼻祖。

在《汉书·艺文志》一书中记载的有关扁鹊的著作有《扁鹊脉经》《扁鹊脉髓》《素女脉诀》等。其中在"平脉查体"脉法操作方面，有文字可考的还有二十一篇，如《扁鹊内经》《扁鹊外经》《五色》《脉变》《揆度》《奇恒》《九针》《从容》《上经》《下经》《脉经上下篇》等。如今部分内容已经被散在收载在现存的《黄帝内经》《灵枢经》著述中，可惜现在已经看不到原著了。

晋皇甫谧《针灸甲乙经》序言有一段传记记载说，上古时期，神农、黄帝传岐伯、伯高、少俞。雷公受业，传之于后。伊尹撰用《神农本草经》以为《汤液经法》。中古时期，传俞跗、医缓、秦越人。到秦时，有医和，到汉时有仓公。这些人"其论病皆经理识本，非徒诊病而已"。

在历史上，坚持《黄帝内经》"三部九候"诊法处置疾病，才能称之为"上工"，才可以称之为"扁鹊医道"的传承人，才可以称之为"扁鹊学派"的弟子。所以作者认为上边介绍的这些人，非后世"方士学派"之人，皆古典中医"扁鹊医道"传人。

在历史文献中，皆论"俞跗治病、不以汤药"，意思是俞跗"甚少"采用药物给人治病，而是把"刺法"治病技术运用到极致，是"扁鹊医道"技术水平很高的人。

随着人类历史不断演变，特别是东汉以后，以"方士"为主，专业药物治病的医生，逐渐占据了整个医药市场。最负盛名的"祝由"以及针刺治病技术，反倒逐渐不被重视。时至今日，古典中医"平脉查体"的医疗模式逐渐被时代淹没。

如今经过修复的古典中医"扁鹊医道"：平脉查体，循脉入证，分经用药；中医体检，查找腧穴反应体征，宏观观察，整体调理，手术刺法，平衡阴阳。诊断治疗实现了"程序化、客观化、数学化"。

扁鹊医道——中国古典中医"平脉查体"医疗模式，是人体第二种"中医体检"方法和医疗模式，非常值得弘扬和推广。

（六）"刺法"激活自体"免疫细胞"

如今中国针灸治病技术在海外受到热捧，很多人可能以为这就是中医走向世界的自豪和荣耀，其实更大的自豪和荣耀还并不被国人知道。

在刺法经络穴位调节中，要通过手法激活经气，使得病灶部位跟调节部位产生互动和纠缠，才能最大限度地发挥治疗效果。传统的说法叫"气至病所"。如今照"量子"信息概念，就可以叫"量子纠缠"或者"量子传导"。考古发现的古代刺法治病技术，是一种微型手术，通过今天我们的临床观察和实践，认识到古代刺法治病技术，真正产生治病作用的是它能激活自体免疫细胞的吞噬作用，是它产生的各类免疫物质，所以才能达到修复损伤脏器和恢复人体正常免疫功能的目的。这种通过刺法技术产生的免疫物质，就是体内的某种"神秘物质"，或者叫"暗物质"。

依据疾病在体表的反应腧穴这一原理进行的刺法治病技术，能够治疗许多顽固性疾病，比如顽固性头痛、三叉神经痛、面瘫、中风后遗症等。还有形形色色的不能尽述的病痛，都可以应用刺法这一中国人独创的治病技术加以治疗。

依据手术刺法的治病原理，首先是运用"平脉查体"疾病检查方法，找到反应腧穴部位后，还需要反复刺法前进行诱导试验，反复给予验证。比如根据人体出现很多疑难性、顽固性疾病，会在体表出现具有隆起、肿满、虚陷等多种形式的"寒热虚实"反应体征，会出现不同的"反应物"。

同样，在针刺过程中，通过一定手法激惹，让穴位反应局部毛细血管通透性增加，血管怒胀，血流增加，让穴位局部区域通过诱发、激活病灶局部的免疫反应和应激反应。此时同时，病灶局部可能还会应激出现不同程度的"红肿"和"发热"。部分患者，比如一些重症，若能促使应激部位上出现像"化脓"一样的免疫反应后，疗效可能还会更好。

还有，激活人体细胞免疫的古代刺法和灸法技术，会让局部所产生的腧穴免疫反应加强，会让细胞吞噬作用等活跃起来。让"反应物"这一隶属于细胞免疫的物质，产生更大范围的体液调节、免疫调节作用。

拥有超常刺法技术的医生，通过一定的手法可以更加快速地让这些吞噬细胞向这种具有炎症性改变的腧穴部位游动和集结。可以更加快速地吞噬体内的细菌、病毒等外来病原体，并将一些带有"电活动"特征的针刺调节效应，传递给大脑皮层中枢以及各神经系统。

通过临床实践我们发现，细胞免疫最终需要解释的还不只是针刺过程中的出血、红肿、疼痛、痒麻，腧穴局部组织隆起、肿满、虚陷，以及"寒热虚实"变化等物理的、化学的、生物的、医学的诸多特征。

诚然，对于如此神奇的"刺法"治病技术，古代医生早就感慨万千地说，"疾虽久，犹可毕也，言不可治者，未得其术也"，但当时却无法认识到这种"高端"治病技术更深层次的治病原理。比如针刺激活自体"干细胞"，这类细胞现代西方医学已经研究认识到它是自我更新能力很强的细胞，是储备在皮肤层面等组织中、存在于胚胎成体组织中的一种原始细胞，必要时便可以分化为多种功能细胞，起到损害组织的修复和疾病治疗的作用。这一点古人在当时条件下是不可能认识到的，但我们在有条件的当今，就不能不为古法"针刺技术"如此强大的治病原理加以肯定，彰显我们中华民族医药文化的伟大和超常智慧。

古人当时正是利用穴位反应这一生命现象，从另外一个角度来阐释人体生理病理变化。比如"针刺"过程中感觉到这些"反应物"，明显的有宽窄、大小、厚薄不同，特别是根据"反应物"具有"层次感"等总结出来的阴阳五行理论，为我们今天深层次地解读刺法的治病原理、调理作用和临床意义提供了依据。

据此我们看到，中国古代医生凭借刺法手术，为人类的健康事业做出了重大贡献。

（七）"平脉查体"是中医之本

"平脉查体"是中医之本，是中医四大经典《黄帝内经》《灵枢经》《神农本草经》《难经》唯一重点介绍的诊疗技术，是地道的中华医药宝库里具有代表性的核心诊疗技术，是具有中国特色的"体检"方法。

在很早之前病案就称作"脉案"。在历史上中医诊病以及其理论基础，都在强调全面脉诊检查。脉诊的目的，就是为了通过"平脉"了解和探寻疾病的根源，找到具体的"脉动"经络部位，然后"经络调节"，最后"分经用药"。

现存的《黄帝内经》《灵枢经》《神农本草经》三部医书，古时候称之为"三坟"医学经典，加上《难经》共称为中医四大经典，这些医学巨著里讲述的治病理念和医学智慧极其高深。中国四大医学经典的问世以及高深见解，证明了我国医学科技水平在数千年前就已经站在了世界医学的高峰。

只是在魏晋以后，政治腐败，社会动乱，中国医疗和医学科学研究陷入瘫痪，流传到今天的中医已经不是原来的中医。举一个例子来说，《素问·阴阳应象大论》篇对于中医诊法有一段很重要的话，同样讲的是"四诊"，但讲的是通过"望闻问切"查找体表反应穴位的"四诊"方法。后世医生不断更改，到今天就成了另外一种"望闻问切"含义的"四诊"。

这段话的原文是，"善诊者，察色按脉，先别阴阳，审清浊，而知部分；视喘息，听音声，而知所苦；观权衡规矩，而知病所主；按尺寸，观浮沉滑涩，而知病所生。以治无过，以诊则不失矣"。

意思是，一位水平高的医生，治病前一定要结合"寸口"脉诊进行"经络穴位"查体，对病情做出明确诊断。比如，观察皮肤颜色；看看穴位处有无膨隆起包的现象；试探着按压看有无声响出现；摸摸脉象浮沉滑涩情况；左右比对看看是否有"寒热虚实"上的差异。通过这样的检查，才不会有诊断上的失误。

在《素问·疏五过论》篇，有记载："善为脉者，必以比类、奇恒，从容知之，为工而不知道，此诊之不足贵，此治之三过也"。意思是，大凡是懂得脉诊原理的医生，精于诊脉，即"平脉"技术的医生，就不会单凭"寸口"脉象就下诊断，而是要深入细致地去检查患者体表各经络部位的穴位反应情况，通过"平脉查体"的诸多技术手段，比如"比类、奇恒，从容"这些检查穴位反应的方法。这是普通医生最常出现的问题。

该篇还有一段话："治病之道，气内为宝，循求其理，求之不得，过在表里。守数据治，无失俞理……诊病不审，是谓失常……揆度阴阳，奇恒五中，决以明堂，审于终始，可以横行。"

这段话的意思是，中医治病之道，主要是通过反应穴位检查来了解疾病的本质。"守数据治，无失俞理"，是说治疗时要按照"数学概念"的数码医学模式来进行。"揆度阴阳，奇恒五中，决以明堂，审于终始，可以横行"，就是"平脉查体"要时刻牢记详细全身反应经络穴位检查，把经络查体作为保证治病疗效的根本，如此才可以走遍天下无敌手。

还有《黄帝内经》里经常讲到的一句话，"知其要者，一言而终，不知其要，流散无穷"。无论治疗哪种疾病，用什么手段，是针刺还是开药都必须依据体表这样一些疾病的客观体征，这就是要点、要领。"平脉查体"是中医根本，没有中医查体，治病必然是抓不住要领，开口动手便错。

"脉诊"是世界上独一无二的人体健康检查方法，相信在不远的将来，"平脉查体"这样一种中国式的"体检"方法和医疗模式，一定会在全世界传播开来，为人类健康事业做出她应有的重大贡献！

（八）金元鼎盛时期

大凡讲到古代中国医学的起源和发展，就离不开经络穴位，离不开脉象和经络穴位反应检查这一独特的诊病治病方法。历史上中医曾有一个"金元鼎盛时期"。"脉诊"则是体现中国古典中医文明进步的重要特色。

在我国中医学发展史上，有一个"金元鼎盛时期"。它的兴起，源于一个多年高考未中而投身中医，认真攻读《黄帝内经》四大经典的人张元素，历史上都称他"洁古老人"。金元四大家为张元素、李东垣、王好古（王海藏）、罗天益。

根据皇甫谧《针灸甲乙经》序的记载，古代医学的传承，"雷公受业，传之于后，伊尹以亚圣之才，撰用《神农本草》以为汤液"。"中古名医有俞跗、医缓、扁鹊。秦有医和，汉有仓公""其论皆经理识本，非徒诊病而已"。意思是它们都有一个共同的特点，注重"中医体检"，注重"平脉查体医疗"。

在张元素之后又有一些名医，主要的有李东垣、刘完素、张从正、朱丹溪等。其中刘、张二人的医学思想又结合了张元素和张仲景的医学思想，再度出现一个刘完素的医学思想体系。而朱丹溪、刘完素、张从正，均不在"扁鹊学派"之列。评判是否为"扁鹊学派"的标准就是临床是否坚持"平脉查体"医疗。

东垣最突出的贡献，是跟随洁古学习，在洁古医学思想的启发下，辨析经络脉法。分辨伤寒六经之则，著《此事难知》二卷。其学生，元代医学教授，古赵王好古撰《汤液本草》，书凡二卷。人们评价，好古，字进之，号海藏，东垣高弟，医之儒者也。评价王好古（海藏）取本草及张仲景、成无己、张洁古、李东垣之书，间附己意，集而为书。另外又著《汤液大法》四卷，《医垒元戎》十卷，《阴证略例》《钱氏补遗》各一卷。

当时"扁鹊学派"流传后世的著作很多，如张元素所著《洁古珍珠囊》。据有关资料介绍，张元素，字洁古，举进士不第，去学医，深阐轩、岐秘奥，参悟天人幽微。另有讲，洁古辨药性之气味，阴、阳、浓、薄、升、降、浮、沉、补、泻；辨六气、十二经，随证用药。谓之《洁古珍珠囊》，立"主治、秘诀、心法"要旨，大扬医理。后人评价，

《灵》《素》之下，一人而已。

元真定明医李杲祖《洁古珍珠囊》，增以用药凡例，诸经向导，纲要活法，著《用药法象》一书，谓世人惑于内伤外感，混同施治。乃辨其脉证，元气阴火，饮食劳倦，有余不足。另著《医学发明》九卷，《兰室秘藏》五卷。有文字记载，杲，字明之，号东垣。受业于洁古，对其学，益加阐发，人称神医。通晓《春秋》、书、易，忠信有守，富而好施。

以上著述，都是在"分经用药""药类法象"方面有所发挥的医家和著作。其后有宋元时医学家滑伯仁，亦名震一时。滑氏尝谓，"医莫先于脉"。曾撰《难经本义》两卷，主张精研医经，以掌握医学机要。

清末名医张山雷，谓滑氏阐述治学心得，颇为精辟，颇得秦越人旨趣。张山雷在《难经汇注笺正》一书的序言中说，滑伯仁《难经本义》堪称《难经》校注之范本，曾有吕广、杨玄操、丁德用、虞庶等二十余家校注《难经》，但"大都望文敷衍，少精警，当以滑氏之《本义》较为条整。而余子碌碌，殊不足观"。

在金元大家之前，唐代孙思邈曾撰《千金备急方》三十卷，据后人评说，其采撷"素问、扁鹊、华佗、徐之才"等所论补养诸说，及本草关于食用者分"米、谷、果、菜、鸟、兽、虫、鱼"为食治，亦颇明悉。思邈隐于太白山，隋、唐征拜皆不就，年百余岁卒。

再到后来，明时著名医家，汪昂、汪子庵，著《医方集解》一书，在社会上影响很大。汪氏曾在其《本草备要》一书序言中说，医学之要，莫先于切脉。脉候不真，则虚实莫辨，攻补妄施，鲜不夭人寿命者。其次，则当明药性，如病在某经当用某药，或有"因此经而旁达他经者"，必须依"子母补泻"原则，分经用药。

在这里需要指出的是，汪氏所处年代，已经是"四大经典"被长期荒废的时代，所以他直说，"泛览诸书，唯《灵素》《难经》之书，奥衍宏深，不易究殚。所以跟孙思邈、滑伯仁一样，都是历史上很有影响的医家，然而对于传承古典中医"平脉查体"医疗模式影响很小。

比如汪氏"补母泻子，扶弱抑强"之说，其义有多端，指不一般。自非脉穴联合诊察"平脉查体"，用药难以肯綮。不但呼应不灵，或反致邪失正。用药如用兵，诚不可以不慎也。

（九）伊尹《汤液经法》用药思想

资料显示，在上古时期，中药是穴位治疗的"替代品"。古人在穴位外治基础上，应用阴阳属性这个"公约数"，从而判断和联结上疾病过程中的基本腧穴到基本药物，开展辨证施治、分经用药。

我们从近年来考古挖掘出来的《汤液经法》一书中可以看到，其所收载的秘传五脏补泻分经用药方剂和二十五味基本药物标本中，所载药物二十五味，与《内经》成书当时将人划分为二十五类人，将"本输"五输穴划分为二十五个穴位，其理论基础和治病理念都是出自《黄帝内经》的医学思想。

《神农本草经》中的"本草"一词，是具有"基本药物"的含义。后人由于不懂得经典的医药概念，从前人的药方中，不断抄袭某些药物的"主治"和"适应病症"，所以后世以"本草"命名的书籍，"本草"不再含有"基本药物"的意义。

又关于"本草"之名，尝读《帝王世纪》曰：黄帝使岐伯"尝味草木"，定《本草经》，造医方，以疗众疾。则知"本草"之名自黄帝、岐伯始。

据考证，殷商时有圣相伊尹，撰《汤液经法》三卷，其中，上品上药，为服食补益方者，百二十首；中品中药为疗疾祛邪之方，亦百二十首；下品毒药，为杀虫辟邪痈疽等方，亦百二十首，共三百六十首也。

史书记载，古代最有名的医药书籍是《神农本草经》和《桐君采药录》，其载上中下三品之药，凡三百六十五味，以应周天之度、四时八节之气。从而建立了一个基本药物目录。谓用药的道理：在天成象，在地成形，天有五气，化生五味，五味之变，不可胜数。

特别是设立"补泻用药标准"这样一个用药组方模式。以"十二经络"作为其基本理论框架的支撑，将"天体"跟"人体"放在一个平台上，来解释用药的道理。古人的用药健康理念：毒药攻邪，五菜为充，五果为助，五谷为养，五畜为益。

对于这些古典的医药专著，其用药思想不同凡响，用一些专家的话说，"若释经典用药的原理，实万代医家之规范，苍生护命之大宝也"。

《曲礼》谓，"医不三世，不服其药"。这里的"三世"即"三坟"著作。这一句话的意思是说，没有学习过"三坟"这样一些医学巨著的医生，医术一定不会很高，不可以轻易相信他们的医术，开出的药方一般也很难对症。

中药治病谓之"调气之方，必别阴阳"。古语谓："生物者气也，成之者味也"。以奇生则成而偶，以偶生则成而奇。故寒气坚，故其味可用以软；热气软，故其味可用以坚；风气散，故其味可用以收；燥气收，故其味可用以散；土者冲气之所生，冲气则无所不和，故其味可用以缓；气坚则壮，故苦可以养气。脉软则和，故咸可以养脉。骨收则强，故酸可以养骨。筋散则不挛，故辛可以养筋。肉缓则不壅，故甘可以养肉。坚之而后可以软，收之而后可以散。欲缓则用甘，不欲则弗用，用之不可太过，太过亦病矣。

（十）秘传"伤寒与时行瘟疫方"

防疫在当下越来越受到各方面重视。在《黄帝内经》一书中，就有"八篇大论"是关于传染性、流行性疾病防治的文章。从人体病毒感染来说，提高自身免疫力的主动防疫要比被动好。古人的"屠苏酒"和许多防疫解毒措施，值得我们大家重视。

从近年考古挖掘出来的《汤液经法》一书中，我们发现了许多古人总结的防治伤寒与时行瘟疫方，对于中医参与国家控制疾病流行有重要参考价值，举例如下：

治乙类传染病，即为治天行病，使用治流行病中之重症患者的"四神防疫"方。从组方特点上说，该方组成，合之正精，升降阴阳，交互金木，既济水火，乃神明之剂也。

（1）小青龙汤。治天行病，发热，恶寒，汗不出而喘，身疼痛，脉紧者方。麻黄三两，杏仁（熬打）半升，桂枝二两，甘草（炙）一两半。以水七升，先煮麻黄，减二升，掠去上沫，内诸药，煮取三升，去渣，温服八合。必令汗出彻背，不然，恐邪滞不尽散也。

（2）大青龙汤。治天行病，表不解，心下有水气，干呕，发热而喘咳不已者方。麻黄（去节）、细辛、芍药、甘草（炙），桂枝各三两，五味子半升，半夏（洗）半升，干姜三两。以水一斗，先煮麻黄，减二升，掠去上沫，内诸药，煮取三升，去渣，温服一升。

（3）小白虎汤。治天行热病，大汗出不止，口舌干燥，饮水数升不已。脉洪大者方。石膏（打绵裹）如鸡子大，知母六两，甘草（炙）二两，粳米六合。先以水一斗，煮粳米，熟后去米，内诸药，煮取六升，去渣，温服二升，日三服。

（4）大白虎汤。治天行热病，心中烦热，时自汗出，口舌干燥，渴欲饮水，时呛嗽不已，久不解者方。石膏（打绵裹）如鸡子大，麦冬半升，甘草（炙）二两，粳米六合，半夏半升，生姜（切）二两，竹叶三大握。以水一斗二升，先煮粳米，熟后去米，内诸药，煮取六升，去渣，温服二升，日三服。

（5）小朱雀汤。治天行热病，心气不足，内生烦热，坐卧不安，时下利，纯血如鸡鸭肝者方。鸡子黄二两，阿胶三锭，黄连四两，黄芩、芍药各二两。以水六升，先煮连、芩、芍三物，取三升，去渣，内饴，更上火，令烊尽，取下，待小冷，下鸡子黄，搅令相得，温服七合，日三服。

（6）大朱雀汤。治天行热病，重下恶毒痢，痢下纯血，日数十行，羸瘦如柴，心中不安，腹中绞急，痛如刀刺者方。鸡子黄二两，阿胶三锭，黄连四两，黄芩、芍药各二两，人参二两，干姜二两，醇苦酒一升。以水一斗，先煮连、参、姜等五味，取四升，入醇苦酒一升，再煮至四升，去渣，次入胶于内，更上火，令烊尽，取下，待小冷，下鸡子黄，搅令相得即成，每服一升，日三夜一服。

（7）小玄武汤。治天行病，肾气不足，内生虚寒，小便不利，腹中痛，四肢冷者方。茯苓三两，芍药三两，白术二两，干姜三两，附子（炮，去皮）一枚。以水八升，煮取三升，去渣，温服七合，日三服。

（8）大玄武汤。治肾气虚疲，少腹中冷，腰背沉重，四肢清，小便不利，大便鸭溏，日十余行，气慑力弱者方。茯苓三两，白术二两，附子（炮，去皮）一枚，芍药二两，干姜二两，人参二两，甘草炙二两，以水一斗，煮取四升，去渣，温服一升，日三夜一服。

以上方剂：青龙者，宣发之方，以麻黄为主；白虎者，收重之方，以石膏为主；朱雀者，清滋之方，以鸡子黄为主；玄武者，温渗之方，以附子为主。

其次，又中恶、猝死者，皆脏气被壅，致令内外隔绝所致也。上古神仙有"开五窍"以救"猝死、中恶"之方五首：

其一，点眼以通肝气，治跌仆胸腰挫闪，气血着滞，作痛一处，不可欠伸动转方。矾石，烧赤，取冷，研为细粉，每用少许，以醋蘸，点目大眦。痛在左则点右眦，痛在右则点左眦。当大痒。涕泪出则愈。

其二，吹鼻以通肺气，治诸凡猝死，息闭不通者，皆可用此法活之。皂角（刮去皮弦用净肉，火上炙焦），如指大一枚，细辛根两种各等分，共为极细末，每用苇管吹鼻中少许。得嚏，则活也。

其三，着舌以通心气，治中恶，急心痛，手足逆冷者（顷刻可杀人）。看其人唇舌青紫者，及指甲青冷者。硝石五钱匙，雄黄一钱匙，共为极细末，启病者舌，着散一匙于舌下，少时即定。若有涎出，令病人随涎咽下，必愈。

其四，启喉以通脾气，治过食难化之物，或异品有毒，宿积不消，毒势攻注，心腹痛如刀搅。赤小豆、瓜蒂各等分，共为散，每用咸豉半升，以水二升煮豉，取一升，去渣，内散一匙，顿服。少顷，当大吐，则瘥。

又启喉方。救误食诸毒，及生冷硬物，宿积不消，心中疼痛方。赤小豆、瓜蒂各等分，为散讫，加盐豉少许，共捣为丸，以竹箸启病者齿，温水送入口中，得大吐即愈。

其五，熨耳以通肾气，治梦魇不寤。烧热汤二升，入戎盐七合，令烊化已，切葱白十五茎，内汤内，视汤再沸，即将葱取出，捣如泥，以麻布包之，熨病人二耳，令蒸汽入耳，病者即寤也。

又灌耳方，救饮水过，小便闭塞，涓滴不通方。烧热汤一斗，入戎盐一升，令烊化已，切葱白十五茎，内汤内，莫令葱太熟，勺汤指试不太热，即灌耳中，令病者侧卧，以一盆着汤，承耳重之，少时，小便通，立愈。

治甲类传染病（普通外感病）方剂：治外感病之发热或往来寒热，自汗出不止，久不愈者方。

（1）小阳旦汤。治天行病，发热，汗自出而恶风，鼻鸣、干呕者方。桂枝三两，芍药三两，生姜（切）三两，甘草（炙）二两，大枣十二枚。以水七升，煮取三升，温服一升，服已，随啜热粥一器，以助药力，稍稍令汗出。不可令流漓，则病不除也。若不汗出，可随服之，取瘥止。

（2）正阳旦汤。即前方小阳旦汤方加饴一升。同样以水七升，煮取三升，温服一升。

（3）大阳旦汤。治凡病自汗出不止，气息惙惙，身劳无力，恶风凉，腹中拘急，不欲饮食，皆宜此方。若脉虚大者，为更切合此方证也。黄芪五两，人参、桂枝、生姜各三两，甘草（炙）二两，芍药六两，大枣十二枚，饴一升。以水一斗，煮取四升，去渣，内饴，更上火，令烊化已。每温服一升，日三夜一服。

（4）小阴旦汤。治天行病，身热，汗出，头目痛，腹中痛，干呕，下利者方。黄芩三两，芍药三两，生姜（切）二两，甘草（炙）二两，大枣十二枚。以水七升，煮取三升，温服一升，日三服。服汤已，如人行三四里时，令病者啜江米酒一器，以助药力。身热去，利自止也。

（5）大阴旦汤。治凡病头目眩，咽中干，每逢干呕，食不下，心中烦满，胸胁支满，往来寒热者方。柴胡八两，人参、黄芩、生姜各三两，甘草（炙）二两，芍药四两，大枣十二枚，半夏（洗）一升。以水一斗二升，煮取六升，去渣，重上火，缓缓煮之，取三升，温服一升，日三服。

古人认为，有天行瘟疫病者，即天地变化之一气也。对于瘟疫防治，古语谓：盖斯造化必然之理，不得无之。故圣人虽有补天立极之德，而不能废之。

然，虽不能废之，而能以道御之。其次，有贤人，善于摄生，能知搏节，与时推移，亦得保全。

在处理上，古语谓：天地有斯瘴疠，还以天地所生之物以防备之。

对于瘟疫病的预防，古语谓：始觉不佳，即须救疗，迄至于病愈。还要，汤食竞进，折其毒势，自然而瘥。必不可令病气自在，恣意攻人，拱手待毙。斯为误矣。

辟瘟气，令人不染瘟病及伤寒方剂。

（1）岁旦屠苏酒方。大黄十五两，白术十八两，桔梗、蜀椒各十五两，桂心十八两，乌头六两，菝葜十二两。以上绢带盛之入井底，一年后取出酒煎，一家人轮番口服适度量。再将药绢沉井底消毒井水，预防疾病。

（2）太一流金散方。雄黄三两，雌黄二两，矾石一两半，鬼箭羽一两半，羖羊角（烧）二两。研粗末，袋装、戴胸前、挂门庭，或烧烟气。辟邪，防瘟疫。

（3）雄黄散方。雄黄五两，朱砂、菖蒲、鬼臼各二两。研粉，涂五心、额上、鼻人中、耳门。

（4）粉身散方。川芎、白芷、藁本各等分，为细粉，内米粉中粉身。

（5）杀鬼祟烧药方。雄黄、丹砂、雌黄各一斤，羚羊角（羖羊角亦可）、芜荑、虎骨、鬼臼、鬼箭羽、野丈人、石长生、假猪屎、马悬蹄各三两，青羊脂、菖蒲、白术各八两，蜜蜡八斤。共为末，蜜丸如弹丸许大，朝暮及夜中户前微火烧之辟瘟。

以上一些名方都来自《汤液经法》。比如治疗外感天行的经方，"二旦、四神"及其大小之方，都被收录在《伤寒杂病论》一书中。这些经方，跟普通的处方用药思路和理论有很大区别。

第一篇 中华太乙『我从远古走来』

第一章　中华医药宝藏的前世和今生

近年来国家在对一些埋藏在地下数千年的文物进行考古挖掘的过程中，有了许多惊人的发现，让我们每一个中华儿女的自豪感油然而生。中医药是五千年中华民族文化的瑰宝，肯定也有许多让我们为之自豪的考古发现。然而医学和医疗是在有生命的人体上的活动，很多医案和医学科研资料因为历史的原因，很少有实物资料保留可以让我们亲眼看见。

在保存至今的许多古典医学资料中，比如被称为中医"四大经典"《黄帝内经》的大量文字记载中，重点内容和一直讲述的是"中医体检"和气象医学"平脉查体"医疗方面的知识。据资料显示，大约在中国殷商到西周时期，中国人医学和诊病治病技术已经发展达到一个相当高的水平。疾病诊断治疗可以说开始有了信息化处理的特征。同时，穴位的信息化处理带有明显"客观化、数字化"的特征。

新的考古工作和深入临床一线的实践经验告诉我们，中医学是研究皮肤器官功能最伟大的自然科学。中华民族文化源远流长，追溯到五千年前，仍能看到古代先祖在对待生与死的研究上创造的经络"阴阳五行"的踪迹。比如最早出现的《太始天元册》《天元纪大论》等佚文对经络都有记载。十二生肖图最早的构思就是借鉴了当时的人体用药"归经图"，而归经用药借鉴于"五输穴"等"本输"理论。《神农本草经》的"本草"亦借鉴于"五输穴"的"本输"。"周易八卦"推算借鉴于经络理论中"五输穴"和"寸口脉"立体层面的"九宫八卦"特征。

古籍里所记录的"天体二十八宿""二十四节气""东方青龙、西方白虎、南方朱雀、北方玄武"等，都是中国人从认识自身、到认识宇宙、认识大自然，在"天人合一"医学思想指导下的一些重大气象医学科研活动记录。可以说，中国历史上的许多文明进步和许多珍贵的文化遗产，都是借鉴了当时的医学和生命科学的成就。医学与生命科学的不断进步促进了人类文明的进步。挖掘最经典的特别是中国古代少有的几部医学经典对促进人类现代文明、促进中医现代化和中西医结合至关重要。

在古籍中，我国很早就记载了对高层次的医学专业人才的评判标准。如《难经》从学力和工作能力上曾经讲过，"知一为下工，知二为中工，知三为上工"。《黄帝内经》讲，"上工十全九，中工十全七，下工十全五"。意思是，看病的功夫主要在对病情的判断上，只知道"问一问"病情，就去给患者开药，而不知道"摸脉"，就叫"知一"，是下等医生。知道"问病情"，又知道"摸脉"，叫"知二"，是中等医生。也知道"问病情"，又知道"摸脉"，更知道联系穴位经络"查体"的医生，叫"知三"，是上等医生。

"上工"知道"问病情"，也知道"摸脉"，又知道"查体"的医生，"治"十个患者中，有"九个"会被治好。"中工"，知道"问病情"，也知道"摸脉"，"治"十个患者中，有"七个"会被治好。"下工"只知道"问病情"，"治"十个患者中，只会有"五个"会被治好。

以上这些标准有问诊的内容，是根据十二经脉循行以及病候"是动病候"与"所生病候"的问诊。脉诊的内容是根据"平脉辨经"方法的脉诊，不是"凭脉象就说是什么病"这种脉诊。查体的内容，是循扪切按查找腧穴反应穴位的查体。由此我们可知，现在我们掌握的中医技术跟经典的要求相比有很大差距。

近期，媒体连续播出的"国家宝藏""中国考古大会"等，讲述了中华先民在五千多年前创造的人类高度文明，青铜器等制作工艺技术的高超，让每一个中华儿女都感慨不已，心潮澎湃。

中华民族先祖首创的灿烂医药文化里的人体气象医学脉诊技术，更是国家重器，国家难得一见的珍贵宝藏。

在"国家宝藏"节目里，我们听得最多的是主持人每次所讲的有关"国宝"的前世今生的故事。所以我们也需要对中华医药文化的前世和今生有一个了解。"脉诊"是传统医学主要诊病手段之一，古语谓"脉贵有神，不可不审"。从疾病诊断治疗到识别疾病轻重方面，脉诊是要比西医任何检查方法都要快捷准确的一种高级诊断手段。

我们在医学教育方面，严重忽略了对脉诊技术的传承和学习。特别是现在有很多人认为，有了西医检查就可以替代中医脉诊，就没有必要再去重视传统医学的脉诊检查。而事实上，我们更加要重视"脉象学"诊断技术，并为之弘扬和发展。

第二章 "中华太乙"医药文化考古

在《史记》一书中，曾记载了一位在战国时期被称之为"扁鹊"的医生，他医术高超，如神人一般，能"起死回生"。借用古人的一句话说，"天下言脉者，由扁鹊也"。

被人们称之为医圣的东汉医家张仲景，在《伤寒杂病论》一书序言中，也曾感慨万千地夸奖过战国时期这位被称为"扁鹊"（秦越人）的医生。他深情地说："余每揽越人入虢之诊，观齐侯之色，未尝不慨然叹其才秀哉！"

这里需要说明的是，有资料显示，在历史上曾有两个被称为"扁鹊"的医生。一个是战国时期的秦越人，一个是南宋河北真定窦材。窦材祖上四世业医，他开始学习张仲景、王叔和、孙思邈等人之书，只能治小疾，不能治大病，后遇关中老医，授以方术，复参以《内经》之旨，此后医术日精，疗效显著，而以"三世"扁鹊自任。他强调温补扶养阳气，以灼艾施灸法为第一，饵食丹药矿物药为第二。精当之处，凡大病用灸三五百壮。

自上古以来，人们所称颂的"扁鹊"，是轩辕黄帝时期的一位医生，自谓"太乙子"，是第一位总结脉象规律的人，是中国医学第一位医学宗师，对中华医药的形成和发展贡献很大。他被称为是中华医药的鼻祖。

据《汉书艺文志》记载，早在五千多年前，扁鹊就著有《太乙神明论》等重要医学典籍。他认为生命诞生之初，人体本身就设置有一个自我调控的程序，认为"腧穴"上有一种叫作人体"生命活动原点"的物质存在，认为人的神明即精神意识与该物质密切相关，提出了中国独特的生命科学原理。

有关扁鹊的著作还有《扁鹊脉经》《扁鹊脉髓》《素女脉诀》等。其中在诊断、脉法操作方面，能体现扁鹊医术水平，有文字可考的二十一篇，如《扁鹊内经》《扁鹊外经》《五色》《脉变》《揆度》《奇恒》《九针》《从容》《上经》《下经》《脉经上下篇》等。以上这些曾被一代一代秘传数千年，最后收录在《汉书·艺文志》的书目中，这是学习脉诊技术最宝贵的知识。可惜自东汉之后，中医被简单化的"方士"思想笼罩，三部九候全经络脉诊方法被独取寸口脉针方法替代。致使这些原创的"平脉查体"的古典传世脉学经典已经看不到了。

中医的传承和中医核心医疗技术的传承，自古以来都是以"脉诊"和"查体医疗"水平的高低来进行评价。所谓地道的"脉诊"技术，并不是我们今天所看到的这样一种"脉诊"方法，而是"平脉辨经""平脉查体"。

据考证，在中医四大经典著作《黄帝内经》等文献中，有许多关于"平脉查体"即"平脉辨经"等医道高低方面的论述。如《素问·三部九候论》篇在讲到诊法时谈到，"必审问其所始病，与今之所方病，而后各切循其脉，视其经络浮沉，以上下逆从循之"。意思是进入诊法程序后，需要反复进行穴位反应检查。批评那种不重视诊法的做法，"切阴不得阳，诊消亡，得阳不得阴，守学不湛，知左不知右，知右不知左，知上不知下，知先不知后，故治不久"。强调必先"审扪循三部九候之盛虚而调之，察其左右上下相失及相减者，审其病脏以期之"。

《素问·疏五过论》篇通过反问方式反复强调查体医疗的重要性，并记载了许多注重诊疗规范、操作程序方面的情形。文章讲到，"圣人之术为万民式""论裁志意，必有法则""循经守数，按循医事"。意思是说医疗工作很重要，要按照有关操作程序和诊疗规范，严格办事，诊断治疗要有标准，要按程序进行。"审于分部"，到全身各部去检查；"知病本始"，询问病史，了解病变部位；"八正九候，诊必副矣"从不同方位，不同层面去掌握三部九候穴位的反应情况；"守数据治，无失俞理"，必须找到客观依据，客观体征。治疗和处方用药，不能失掉穴位反应这个根本性体征。

在《黄帝内经》一书中，有许多篇章都在强调全面地体检、全身经络穴位检查。如《素问·阴阳应象大论》等曾这样强调脉诊："善诊者，察色按脉先别阴阳。审清浊而知部分，视喘息听声音而知所苦。观权衡规矩而知病所主。按尺寸观浮沉滑涩而知病所生。"通过"寸口"脉象的诊察从其浮沉大小去了解病邪发生的原因。如果医生都能按照这样的方法去诊察，"以治则无过，以诊则不失矣"，就不会有太大的疏漏和错误了。

又《素问·五脏别论》讲到，"凡治病，必察其上下，适其脉候"。必须全面系统进行穴位反应检查，跟"寸口"脉象进行对照观察。《素问疏五过论》篇讲到，"善为脉者，必以比类奇恒，从容知之"。意思是懂得脉诊原理的人，都会知道只有通过全身经络穴位检查，反复去做对比，对照观察才能做出确切诊断。又"凡治病，必察其形气色泽，脉之盛衰""察色见上下左右""审扪循三部九候之盛虚而调之，察其左右上下相失及相减者审其病脏以期之"。"必审问其所始病，与今之所方病。而后各切循其脉，视其经络浮沉，以上下逆从循之"。

如果要对现在各家学说进行一个学派的门类排列和历史衔接的话，"扁鹊"学派以《难经》脉学为医学体系，春秋战国时期的名医有俞跗、秦越人，相继是西汉时期的仓公淳于意等。他们都是被历史记忆中的尊崇《难经》脉法的古代名医。他们都遵从古法，一直从事着"平脉查体"医学体系的研究和传承，也都在进行着"实验中医学"的传承。

第三章　步入"扁鹊医学"新时代的"太乙中医"

太乙中医，指东方古典医学，也就是具有五千年悠久历史的中国藏象医学。它区别于现行中医以及西医的地方，在于完全是从人体体表"气象"变化来诊察和治疗疾病。

太乙中医的诊断方法，先摸脉，再查找反应穴位，通过每一个病人的反应经络体征辨证论治。特别是依据病人的反应经络穴位体征，设计"人体平面图"、绘制"脉图"、绘制"穴位反应"示意图、绘制《神农本草经》基本药物归经图，通过各种有效途径实现中医诊断治疗的客观化。

作者提出了"医学第二程序"的构想，开展了中医"平脉查体"，并以"经络体征"检查为目标对象。作者在从事几十年的古典医籍学习与实践中，通过全经络脉诊查体，寻找体表反应经络穴位体征开方治病，基本上能做到无论一个人病痛有多么多，无论多么疑难的疾病，都能通过自己所学、所创新的理论和技术，真正做到"整体医疗、辨证施治"。有了"平脉查体"这把金钥匙，像糖尿病、高血压、冠心病等许多疑难病，都能被治愈。

自古脉诊跟穴位检查是一起的，合起来就叫中医查体。在古代的中医诊断学基础上，将阴阳五行理论联系到具体的经络穴位反应点上，在脉诊的提示下，平脉辨经，依据检查发现的体表反应经络穴位体征，进行诊断和辨证施治。脉诊的目的就是为了通过"平脉"了解和探寻疾病"脉动"的具体经络部位，然后分经用药。

作者认为，藏象医学将是未来医学发展的一个方向。藏和象代表了两层含义，既包含属于解剖方面的医学内容，又包含属于气象方面的医学内容。我们的古人正是发现了隐藏于皮表之内的人体生命活动原点，才意识到人体构造和自身调控系统上，本身就固有两个并行的疾病调节系统。也正是如此，人类医学发展就应该有两种实验医学研究方法。

"天人合一"的思想内涵，是说天体跟人体同样都是一个客体，人体与天体的电磁场通过体表穴位常常发生着感应。腧穴隐藏着人体"命门"元气。人体免疫功能的产生，就是基于这一原理。为什么"寸口"脉能够作为人体疾病一种重要诊查手段，是因为寸口脉能集中观察全身反应穴位虚实情况。他解释人体暴病出现"脉动"的疾病反应，就如同地震、火山爆发。大多数疾病暴发，都由于病邪聚集到一定程度的能量释放造成。主动的定期"平脉查体"，及早释放有害的病邪和部分能量，会带来永久性健康，这就叫"治未病"。

作者认为，创新中医医疗技术，就是要利用人体自身携带的免疫调控系统来治病。通过脉象穴位反应这一途径，实现"宏观观察、整体调理"，解决疾病的本质问题。中医研究的藏象医学，主要研究方向是对原点、腧穴、经络反应体征等的微观研究。

作者认为，药物治病都是通过经络穴位反应系统的"阴阳调节"达到治疗疾病的目的。中药发挥其治病作用，靠的不是有效成分，而是"四气五味"这样的能量。早期使用中药治病是为了配合和替代穴位治疗，是穴位治疗的替代品，这也是中医跟西医在药物认识上的不同。

古人认为，人体皮肤上有许多与外界联系的神秘通道，古人以疾病过程中的反应腧穴为对象，建立了以皮肤器官的"命门"部位为解剖对象的"数码医学"网络结构，统筹"天地人"综合信息，通过经络反应系统这个大网络、大数据开展疾病的预防和治疗。并一步步从实践到理论再到实践，逐步形成了"人体解剖"基础上的"气象医学"诊断治疗模式，逐步形成了以反应腧穴存在的阴阳五行规律为基础的藏象医学理论体系。

在临床诊疗中，以解剖医学理论为主的辨病治疗，大多属于医学第一程序的工作，以藏象医学理论为主的辨证治疗，大多属于"医学第二程序"的工作。建设有中国特色的新医学和新药学，促进现代中医学发展，首先应用第一程序的工作解决诊断问题，然后进入"第二程序"的中医查体，平脉辨经、循脉入证、分经用药。

生命脆弱、英年早逝，古人大多活不过五十年，颇具想象力的古人从对长寿动物的研究启发之下，早在他们的医学实践中设计出了通过"原点激活"促进细胞活力的"生命再生"技术。当今病人脑出血昏迷就开颅，冠心病就心脏搭桥、放置支架，肾脏尿毒症就换肾，肝病就换肝，而古人早在五千多年前科研攻关就设计好了不用做手术的治疗方案，解决了二十一世纪医学教研的方法学和技术路线问题。通过重新学习《难经》，深入了解中医之学，将会让更多的人了解医学，了解医学的最高追求，了解人体的潜质和魅力，会为人类的生存和健康，为中国乃至全世界的医学进步提供更多的医学资源和思路！

据说"扁鹊"是一只"神鸟"，"太乙子"经常模仿鸟儿飞翔的样子进行锻炼。据说照此动作养生，人们就可以长寿，就像那只"神鸟"一样，可以无拘无束、自由自在地在宇宙间飞翔。"太乙子"为医学事业操劳，过早地衰老，患上了疾病，他自己制药给自己治病。

龟和蛇都是古代早就发现的长寿动物，据说"太乙子"经常练习"龟蛇功"，还有就是学习模仿着"神鸟"飞翔的样子，每天都要在床上演练。身体蜷伏在床上，双手臂后伸，双手后背按住脚心，做头颈屈伸运动。所以人们就给"太乙子"起了"扁鹊"这样一个比较吉祥神圣的名字。

第四章　新时代"扁鹊医道"的医学创新

史书记载，"扁鹊"是中医脉诊方法的创始人，新时代的扁鹊传人在医学方面有许多重大创新。最主要的成就就是，创造了"脉、穴"联合诊断，"脉、穴"对照观察检查法。寸口脉与全身十二条经脉反应腧穴有密切联系，寸口脉诊部位可以集中观察全身各部经络穴位的虚实变化，可称之"脉之大会"。

走进新时代，太乙中医在茫茫人海中脱颖而出，穿越和走进两千多年之前的医学高科技年代，重新修复成功失传两千多年的古典中医"平脉查体"医疗模式，在不经意中发现并修复了神秘两千多年的"扁鹊医道"治病技术。发掘整理古籍，面对医疗难点，反复阅读古籍，带着问题，从实践到理论，再从理论到实践，终于揭开了"神医扁鹊"和"扁鹊医道"的神秘面纱。自觉不自觉地进入了"扁鹊医道"这扇大门。

脉诊原理和脉诊技术研究中，再一次在中华医药文化伟大复兴的道路上展露出了头角。四十多年来，作者独辟蹊径，发掘古籍，自我开创，主要开展了脉象与腧穴联合辨经诊法，腧穴微型手术刺法等临床研究。以腧穴反应点体征研究为突破口，开展中医查体以及平脉辨经，分经用药等"中医体检"医疗科研活动。擅长治疗顽固性风湿、类风湿、各类痹症、中风偏瘫、神经性疼痛、神经麻痹、肌肉萎缩，以及高血压、糖尿病、冠心病、恶性肿瘤等各种奇难杂症。撰写医学论文一百多篇。著作有《扁鹊医道：中国中医查体医疗》《〈难经〉心典》《黄帝内经素问精义》《经典中医：中国平脉查体医疗字典》《〈道德经〉解义》等。1988 年发表的"略论《难经》脉学特点"论文，着重阐述了"平脉辨经"的重要脉学思想；2001 年发表了"医学的第二程序：跨世纪医学发展战略目标展望"的文章，提出中西医结合"两个程序"的思想；2001 年在中医药现代化学术大会上提出"腧穴是中医理论形成的原点""腧穴理论是中医理论的核心理论和指导思想"的论述。2003 年其研究成果"腧穴反应点体征"的研究，经专家推荐申请国家自然科学基金会重点科研项目。

近年来作者连续举办学习班二十九期，来自全国各地所培养的学生和数以万计的疑难病患者，对作者的医疗水平给予了很高的评价，认为他在临床上的中医诊断和治疗高超技术，真正体现了中医"整体医疗"和"辨证施治"的特点。

第五章 "扁鹊医道"的"平脉查体"医疗模式

据考证，大约在殷商到西周这一个时期，中国人创造了人体最经典的"平脉查体"体检方法。找到疾病体表反应，就能提前发现各种病情；依据这些体表反应，就能开出最适合患者病情的药物，并以法"刺灸"，就能产生"决死生、处百病、调虚实"的效果。用今天的话说，甚至可以不用进行很多仪器检查，就可以早期检查出心脑血管疾病、癌症等危害人体健康最严重的疾病，从而早期治疗。这种中国人独创的"平脉查体"体检方法，如同扫描、透视，"尽见五脏症结"。

据资料显示，在古代有百分之七十以上疾病靠导引、针刺、艾灸来解决，少数疾病才需要药物治疗。历史的经验告诉我们，中医有很多高层次的医学见解，把"天地人"结合在一起看待生命与健康问题，宏观观察，整体调理，内外治结合，很多西医解决不了的疾病中医是可以治愈的。

中华文明源远流长、博大精深，是中华民族独特的精神标识，是当代中国文化的根基，是维系全世界华人的精神纽带，也是中国文化创新的宝藏。作者作为一名古典中医修复和传承人，通过数十年来对中医古籍的考古发掘和考证，发现了埋藏在古籍里还有一个跟现行中医医疗模式完全不同的医疗模式。

在古典医籍里，古代医学家利用人体穴位免疫反应这一规律，通过查找穴位和"平脉查体"，创造了一个人体气象医学模式。"平脉查体"非常客观地为人们做健康检查，为所有疾病的诊断治疗提供客观依据。通过"刺、灸、药"三位一体进行调理，特别是在发病早期，预防性地经络穴位调理，也就是通过"治未病"的手段，使人健康长寿，终身都不受疾病伤害。

我们通过对"扁鹊医道"这一古典中华中医药文化的考古，从《史记》历史人物神医扁鹊传记到仓公传记，都说明"扁鹊医道"是可以被称颂为世界级的非物质文化遗产。

扁鹊深为广大人民所爱戴和崇敬，人们称他为"能生死人"的"神医"。在他行医经过的大约四千余里的路途上，历代人民为他建陵墓、立碑石、筑庙宇、朝香火。千百年来，由于他的高超医术，被认为是神医，因此当时的人们借用了上古黄帝时神医"扁鹊"的名号来称呼他。

通过对"扁鹊医道"的考古追溯，说明五千年来中国人在人类医学科学发展史上取得的卓著成就和重大发明创造，更进一步证明中医四大经典也是可以列入世界医药文化的经典文献，撰写年代可能会提前到西周到殷商时期。

第六章 "扁鹊医道"的"腧穴阴阳"理论体系

《灵枢·本脏》有这样一些记载："五脏者，所以参天地，副阴阳。"意思是人体五脏的生成、构造和功能，跟天地宇宙大磁场"阴阳"对人体的影响有关、跟人体穴位反应的"阴阳"有关。大脑是借助和获取来自天体磁场和外界可以激活生命的各种"信息"才得以正常工作的。解剖的大脑皮层各神经中枢部位功能划分，只是我们通过高科技手段使肉眼能观察到的功能部位，而潜在的我们肉眼不能看到的"无形的"物质还有很多，也就是古人描述的"主诸气"的"三焦"系统的功能和定位，它们的根就扎在皮层之外的各个腧穴部位上，所以这种非解剖概念"脏腑"的存在更有研究价值和临床意义。

《灵枢·脉经》有一段关于生命起源的文字记载：人始生，先成精，精成而脑髓生。骨为干，脉为营，肉为墙。皮肤坚而毛发长，谷入于胃，脉道以通，血气乃行。是说，生命之生成由先天之精，生命之维续赖后天之水谷。精藏于肾，肾生骨髓，脑为髓之海，故精成而后脑髓生，同时孕育着骨、脉、筋、肉、皮肤。作者认为在精成脑髓生之后，最开始先形成的是皮肤，有了皮肤之后再由皮肤派出各类组织细胞形成各种内脏器官。在人体各组织器官还未生成前，精密的人体构造，有意保留了极少部分未分化细胞在皮层下和骨髓中，以备机体某部分损坏之后再派出其去加以修复。储备这些未分化细胞，犹如留下了一些储备粮来应对饥荒。

《灵枢·病传》有一段话这样说，"余受九针于夫子，而私览于诸方，或有导引、行气、乔摩、灸熨、刺焫、饮药之一者，可独守耶，将尽行之乎？岐伯曰：诸方者，众人之方也，非一人之所尽行也。黄帝曰：此乃所谓守一勿失，万物华者也。今余已闻阴阳之要，虚实之理，倾移之过，可治之属"。

这段话的意思是说，我们教给大家刺法的同时，往往还会涉及其他一些治病方法的学习，比如导引、行气、乔摩、灸熨、刺焫、饮药等。对于这些方法，我们是单独使用呢？还是同时使用呢？回答是，这些方法是针对所有病人使用的，具体到某个病人，要看他的具体病情，适合使用什么方法，要靠大家来灵活掌握。

作者发现，中国古代刺法治病技术，其治病原理，在于利用人体一种叫"气"的物质基础，通过针刺皮表部位"神气游行交会处"，正能量地干预和调控大脑皮层高级神经中枢。针刺技术的高超之处，相当于利用大脑皮层高级神经中枢的联络功能，在皮表的信息联络部位做手术，其精密、精微程度可想而知。

第七章　"相体以诊"的"平脉查体"脉法

汉代医家张仲景在《伤寒杂病论·平脉法》中也有过重要论述，"脉贵有神""不可不审"。这个"脉"既包括寸口脉等，也包括全身的反应穴位检查。"随时动作，效象形容"，认为穴位反应等脉象的出现，非常客观并有据可查。"相体以诊，疾无遁情"，是说临床医生接诊患者都要进行全面的体检，详细了解病情，就不会做出错误诊断，这就是东汉之后学术界最明确的关于中医"平脉辨经"和"查体医疗"的文字记载。

金元四大家之首的张元素在《医学启源》一书也曾强调过："五脏六腑，虚实寒热，生死逆顺，皆见形证脉气，若非诊切，无由识也。"这是战国时期秦越人之后，在张元素又一次主张全面脉诊查体医疗的带动下，再一次掀起了一个"查体医疗"的新高潮，创造了金元时期的又一个中医盛世。

在现存《黄帝内经》大量文字堆里，经常出现"色脉互参"的字样。因为在古人的认识中，凡是体表反应的穴位都是"脉"，检查反应穴位的一个重要手段就是靠颜色辨别，所以叫"色脉互参"。古籍中凡是讲到"脉诊"就都应该包括所有的穴位检查在内。所以古籍中有大量文字都在强调，摸寸口脉的同时，一定要将寸口脉跟各部穴位反应变化进行反复对照观察，这也叫"色脉互参"。

托名"扁鹊"所著的《难经》一书中，讲到"色脉互参"的内容也很多。《难经》所提脉法以十二经脉为理论框架，通过详细的脉诊检查，将人体的疾病症状，以反应穴位经络联系到五脏，以阴阳五行的"数码"形式和"五脏系统"的概念加以归纳，然后记载在各种古典医籍之中，这就是"扁鹊医道"基本科学内涵。

古人认为，人体皮肤上有许多与外界联系的通道，古人以疾病过程中的反应腧穴为对象，建立以皮肤的"命门"部位为对象的"数码医学"网络结构。统筹天地人，综合信息平台，通过经络反应系统这个大网络、大数据开展疾病的预防和治疗。

为什么通过反应穴位能治病，而且能治器质性疾病。《难经》记载说，"三焦"为"决渎之官"，为"生气之原"、为"守邪之神"、为"十二经之根本"。古人将一个肉眼看不见的疾病防线"三焦"高度人性化了，把"三焦"比喻为人体一个"器官"，这就是反应穴位能治病，而且能治大病的深层科学道理。

作者从"实践、认识、再实践、再认识"，逐步形成了在"大体解剖"基础上的"气象医学"这一独有的理论体系，独有的"平脉查体"诊断治疗模式。并逐步形成了以"反应腧穴"检查为基础的，以"反应腧穴"和它所存在的"阴阳五行"基本反应规律为基本操作指南。

第八章　具有中国特色的"平脉查体"医疗模式

中医、西医同属医学的范畴，是不同角度的两种医学观察模式。西医侧重于解剖医学研究方面，主要工作方向是对基因、细胞、组织、器官等的研究。中医侧重于藏象医学研究方面，主要工作方向是对原点、腧穴、经络反应体征等的研究。

在临床诊疗中，以解剖医学理论为主的辨病治疗，大多属于"医学第一程序"的工作；以藏象医学理论为主的辨证治疗，大多属于"医学第二程序"的工作。"第一程序"的工作，大多侧重在解决疾病的诊断与治疗的问题，多数还是需要"第二程序"的工作。大力开展"医学第二程序"的工作，将是中医药今后工作的主要方向。

在 20 世纪 90 年代初，作者提出了"医学第二程序"的中西医结合发展的构想。基本概念和做法是把西医西药的推广使用，跟中医中药的推广使用放在同等重要的地位。对于疾病的诊断治疗，在西医检查诊断的基础上，充分开展以古典医学"腧穴"反应部位的检查，建立有中国特色的医疗和病案制度。

如果一个病人到作者诊所，需要设置总医药师通过脉诊和系统地反应经络穴位检查，根据患者自身邪正双方力量对比情况，制定出总体的治疗方案。且必须先明确西医诊断，特别是有目的性地去做所有该做的解剖医学方面的检查。要让西医各项诊断和治疗技术围绕"气象医学"整体观和全局观念去运作，甚或去解除患者某一局部的病痛。按照这样设计实施，医生就有了"脉图""反应经络穴位分布图"，就像战士有了作战图一样。作为全科医学的统帅，必须是兼备中西医两套本领的高级大夫。

在中国西医不能否认中医，同样，现阶段中医的发展也离不开西医。所以中国中医的"气象医学"思想和医疗模式必须更好地继承与发展。在这里可以举一个例子，作为医疗，不论做多大的手术，都需要做两套检查：一套中医的体检，一套西医的体检。手术前做一个中西医的全面检查，尽量把手术安排在经气、脏气俱盛的时候进行，这样能最大限度地保证手术安全。再如流行疾病，传染和术后感染诸类问题，如果病毒属性跟人体属性恰好相反，人体通过穴位调理，特别是"化脓灸"之类，实现了细胞以及体液免疫，再强的病毒也不会对人体造成伤害。手术切口出现瘢痕组织是皮肤局部呈现"寒的体征"所致。假如手术局部是"热的体征"，切口就会愈合很快，不会出现瘢痕。还有，手术切口正好处在"实的反应"部位就容易感染，如果是"虚的"部位，就不容易感染。有许多长期不能愈合的伤口和疖肿，也是有这方面的原因。

在这方面作者认为，西医好比是电脑的硬件，中医好比是电脑的软件，如果生命是由于硬件，即生命活动的源泉枯竭，西医在输液、输血、给氧几方面有更多优势，则生命不会因源泉枯竭而丧生。如果生命是由于软件，即生命活动的调控程序上发生故障或者紊乱，则中医调节内脏功能、疏通经络阴阳失调部位、调理阴阳这些方面有更多优势，则生命不会因调控程序上的故障和紊乱而完结。

新时代人类医学发展的目标，特别是建设有中国特色的新医学、新药学，不但要尊崇我们前辈的教诲，学习《黄帝内经》等中医学经典去丰富自己的医学知识，还需要结合推广"经络体征"检查为诊断学基础的中医体检方法，逐步形成以西医"解剖"概念的病理诊断和治疗为医学的第一程序，以中医"气象"概念的病理诊断和治疗为医学第二程序，开展好中西医结合。

在古典"藏象医学"经络理论指导之下，建立具有中国特色的"新医学、新药学"诊疗体系，切实将"平脉查体"疾病诊断方法，作为各科急慢性疾病"定位、定性"诊断的依据。"解剖医学"与"气象医学"两种医学模式，两种体检方法，融合发展。

第九章　建立"中华医药"文化自信的根本

"扁鹊医道"的诊病治病技术，本身就是最早诞生和形成于中华大地的中国古典中医"平脉查体"医疗模式。她是地道的中华医药宝库里最具代表性的核心医疗技术，她是以中医四大经典之一的《难经》脉法诊疗程序为基础，是以"平脉查体"这种"中医体检"方法为特色的扁鹊医术。其操作程序：平脉查体，循脉入证，分经用药。查找腧穴反应体征，依据反应腧穴体征，手术刺法，平衡阴阳。其特色，宏观观察，整体调理，治病快捷，使得中医诊断治疗实现了程序化、客观化、数学化。

史学家司马迁在《史记》一书中记载了公元前407至前310年的春秋战国时期的一位医术高超的医生。姬姓，秦氏，名越人，勃海郡郑今河北任丘人。由于他医术高超，所以当时的人们借用了上古时期的轩辕黄帝时的神医"扁鹊"即"太一子"的名号来称呼他。秦越人"扁鹊",少时学医于长桑君,擅长各科,在赵为妇科,在周为五官科,在秦为儿科,名闻天下。他是最早应用脉诊于临床的医生。自此以后,历代医生普遍认为"扁鹊"奠定了中医学的切脉诊断方法,认为"扁鹊"是中国传统医学的开山鼻祖,奠定了祖国传统医学诊断法的基础。记载还说,在我国先秦时期,中医的脉诊是三部九候诊法,即"平脉查体"诊法。在诊病时,须按切全身包括头颈部、上肢、下肢及躯体的脉。司马迁称赞他说:"扁鹊言医,为方者宗,守数精明,后世循序,弗能易也。"

近些年来,作者经过四十多年的考古和挖掘整理,重新修复出了失传两千多年的"扁鹊医道",即我国先秦时期的古典中医医疗模式。中医从诊脉到全身经络穴位检查,如同人体健康体检,可以使很多以往认为难治的疾病变得易治,很多不治的疾病变得可治。

史称四大经典之一的《难经》,是《黄帝内经》时期由官方组织编写的中医入门教材之一。内容包罗万象,但以阐明脉诊原理和穴位检查为重点,通篇是一个自学辅导的《内经》讲义。其中讲解原理,深入浅出,对提高中西医临床医生业务水平会有很大帮助。

《难经》解释《黄帝内经》一书时,曾用了很大篇幅阐明了"三焦"这样一个疾病防卫系统的重要性,在生命救治方面,就相当于人的"命门"。

《难经》八十一难大体上都解答了上述涉及治病救人、解除疾病痛苦的许多问题。目前我们还面临看病贵、看病难的问题。解决目前看病贵、看病难问题,古人的远见卓识为我们指明了方向。中国人寻找摆脱疾病和保持健康的最好方法,包括中医改革的方向和出路,《难经》的学习会带给我们智慧和思路。

正确处方用药,是每一位医生的职责所在。《汤液经法》是殷商时期伊尹根据《神农本草经》撰写的一部指导临床医生"归经"和"分经"用药的重要医学论著。在具体操作上,首先要把所有药品按照阴阳五行归纳法进行逐一归类,给每一味中药画上相关的阴阳五行符号。不同性味、不同质地、不同生长环境,作用于人体而产生的"升、降、浮、沉"作用趋向,都是确定归经的条件。在纳入腧穴反应的用药过程中,所有药品必须"应象",即找到药品跟反应穴位阴阳属性相一致的部位。

由此作者设计了一个"归经图",在这张"归经图"里面标志着五脏六腑的归属部位。我们之前所了解的"基本"药品,每一味只能在这张图中占有一个位置。通过查体以后，确定了疾病的"反应腧穴"和"经络部位"后，根据相关"归经"的条件，将"基本药品"链接上"反应腧穴"，一个能产生最佳治疗效果、能最快解决疾病痛苦的中药处方就产生了。

目前我们在操作方面，还在有保留地实践着这一按照"数码医学"理论，科学用药的方向发展。比如先找出一个前人的相关处方，在此基础上，找到相关药品跟反应穴位"阴阳属性"相一致的部位，将之前的方子加减化裁。穴位反应重的，药的剂量要加重；反应轻的，药的剂量要减轻。还要淘汰一些跟穴位反应不符的药品。这样一步步精简基本药物，不断地总结一些难治病的经典处方，最终找到对某一疾病更有效的方剂。

作为一名"扁鹊医道"古典中医修复传承人，大家都要建立中华文化自信。希望每一位医学工作者都能牢记习主席的嘱托，以习主席重要指示为动力，传承弘扬中华民族优秀传统医药文化，为实现中华民族伟大复兴而努力。

第二篇 坚定文化自信的中医考古发掘

第一章 以"腧穴"为源头的中国古典医学

中医讲究辨证，必须先从寸口脉象上去平衡观察，从而明确所反应的腧穴，了解所反应的经络，最终明确病变脏腑部位。

"腧"字通"输"，有"转输"的意思，用现代语言就叫"反应"，故而可以认为"腧穴"为"反应穴位"的总称。

古人说腧穴有三大功能，决死生（诊断）、处百病（判断预后）、调虚实（治疗疾病）。特别是处方开药靠脉象穴位体征来辨证。《黄帝内经》多次强调："切脉动静而别阴阳。"根据脉象和脉搏跳动的相关情况而进一步去检查全身各部，通过详细识别相关腧穴阴阳反应体征来判断病情。跟藏象相对应的是经络，跟经络相对应的是腧穴。"本输"就是基本的反应穴位，是实施经络测量和分析判断病情轻重的重要标志。

《黄帝内经》之前经过一个很长时期人们才逐渐发现和认识了"腧穴"，并称其为十二经之根本，称作"原"。在临床上所用到的穴位必须是反应部位，所以研究反应的穴位"腧穴"，以及由腧穴汇集起来的既是同类，又是密切关联的"寸口脉"，是中医四诊八纲和辨证施治的工作基础。

早在五千年前，古人就设计出了通过针刺、砭石、艾灸、中药调理等激活人体"生命活动原点"，促进细胞活力的综合治病技术。近几年我们所从事的特诊医疗完全证实按照古典的医学操作模式去诊疗，就会有许多意想不到的神奇疗效出现。

最新研究发现，"原点"是集中反应于"腧穴"反应点上的疾病信息集合部位，是人体生物电磁场具有高能物理性能的集合电位点，是唯一存在于体表的可测量的属于中医"藏象"系统的物质形态结构。认识上我们必须回到《内经》医学时代，借鉴古人从皮肤器官"腧穴原点"这一思路开展教学、开展医疗、开展中医药的各项综合改革，也许如此才能解决好21世纪医学和生命科学医教研某些方法学和技术路线问题。

有文字记载说明，历史上当人们发现单纯依靠人体解剖生理知识不能够解决许多疾病本质问题时，开始转换了思路，借助人们所掌握的观察宇宙技术手段和资料，通过发生在人体穴位上的免疫应激反应，寻找人体疾病形成发展的规律。从天体日月星辰、昼夜温差气候变化等，结合人体体表"气象"变化，开始了新一轮的人体科学考察和深入研究。一步步将医学研究的重心由"解剖"转向"气象"，最终开辟了人类"解剖"与"气象"融合发展的"藏象医学"疾病诊断治疗模式，这是超乎人们想象的医疗模式改变和创新。

新的考古工作和医疗经验证实，中医学认为人体皮肤上有许多与外界联系的神秘通道，古人以疾病过程中的反应腧穴为"器官"，建立了以皮肤为"解剖"对象的网络结构，通过实践逐步形成了以反应腧穴阴阳五行规律为理论基础的脏腑经络理论。

在利用人体自身的调控系统"腧穴经络"养生治病和让人类能与自然和谐相处的医疗保健中，三千多年前成书的《难经》如同一盏不灭的明灯，在人类医学史上引领着医学科学的正确方向。仔细研究《难经》会发现，《难经》是参与编撰《黄帝内经》的后人解读《黄帝内经》更深层次科学见解的一份简明扼要的讲义。一部全面解释阴阳五行脏腑经络理论的通俗读本，比较系统地介绍包括解剖医学在内的藏象医学查体医疗的教科书。真正读懂中医经典的都能发现，中医才是真正完整解释疾病规律和揭示疾病根本原因的医学科学。

中国古老的医学研究模式一直将解剖医学与藏象医学放在同等重要的位置发展。中医医疗技术很早就注意到了要利用人体自身携带的调控系统来解决疾病的根本问题。具有五千年悠久历史的中医之学，所倡导的以脉诊查体医疗和依据经络体征分经用药的技术和治疗方法，既科学又客观，容易学习推广，可惜到了后世基本失传。

第二章　从了解中国历史到了解中国古典中医

今天的中医考古发掘发现，大约在秦汉以前，西周到殷商这个历史时期，中医药文化已经发展到一个很高的水平。当时中医对人体疾病规律等方面的认识，比现行西方医学还要超前和先进。西方医学主要是没有看到医学研究需要把"人与自然融为一体"看待这一高端思维方法，操作上把活的人"当物"对待，时至今日，研究方法仍然停留在"解剖"这个维度上。

尽管 20 世纪中期随着 DNA 双螺旋结构的破译，生命科学进入分子生物学时代，将细胞生物学推向分子生物学时代后开始了克隆技术的应用。人们可以通过手术换脏器，这似乎让人们觉得西方医学高深无比，可是现在仍然可以看到临床上有那么多疑难病没有有效办法治疗，动辄手术的意外难以自控，甚至会有人突然不治身亡。

作者修复起来的"平脉查体"医疗模式，是既简便又高效的诊断治疗理念，通过更大的信息平台，客观化、程序化、数学化的治疗程序和操作方法。外治配合内治、表里同治，从根本上解决人类健康和疑难疾病根治问题。

很多人以为《黄帝内经》深奥难懂，从事《黄帝内经》等古典医籍翻译注释的人，基本上都是照搬了前朝一些学者的观点很少提及里面最核心的医疗技术，即"平脉查体"这一医疗技术方法。

《黄帝内经》《难经》等现存几部医学经典，即便是在当今也是可以跟西方乃至整个世界医学经典著作相媲美。它内容的高深，证明了我国在两千多年前就已经站在了世界医学的前沿。

作者数十年来，全身心地投入到对中医古籍的考古发掘整理，其主要出发点是振兴中华医药文化，医药强国，为人类健康事业做出中国人应有的贡献。

作者一边读书一边实践，开创性地从事中医现代化和中西医结合研究。按照《黄帝内经》记载的那样，将古代已经失传的我国秦汉以前的"平脉查体"医疗方法重新修复起来。首先在自己的医疗实践中，发现"腧穴反应"这一疾病规律。重新认识中医基本理论的基础就是"腧穴反应"这一疾病规律，就是"阴阳五行"这一从疾病体表反应规律总结出来的"公式定理"。以经络反应点体征研究为突破口，创造性地继承和发展了古典中医学藏象医学理论体系。并在国内开创和开展起了一所可以作为中医现代化样板和具有中西医结合特色的专家门诊。

现在临床上还有那么多疑难病，作者认为这是因为如今整个医学理论体系中，缺少一个完整的医学概念，缺少了"气象医学"在临床中的应用。"气象医学"是通过调节体表腧穴反应的阴阳失调和内脏功能调控程序上的紊乱的治病方法，所以更先进。

人类更多的疾病是由于免疫功能失调，神经系统损坏、体液代谢紊乱。比如各种内分泌和代谢性疾病，糖尿病、高血压，精神神经系统疾病，癫痫，神经性头痛，三叉神经痛，抑郁或狂躁型精神病、精神分裂，各类老年性骨关节疾病，老年痴呆、脑萎缩，各类风湿和类风湿性关节炎，包括癌症，各种恶性肿瘤，等等，都需要从病变的整体反应部位上去调理，即经络穴位反应上去观察去调理，才能得到根本性的治疗。

第三章　"扁鹊"是中华医药的人文师祖

"扁鹊"是轩辕黄帝时期一位著名医学大家，历史记载他是中华医药的人文师祖。据《汉书·艺文志》记载，《太乙神明论》是扁鹊的著作，专讲穴位阴阳与精神神明关系的书。他创立了中医查体医疗和倡导穴位保健和导引养生，对后世医学的发展，对之后道教、佛教教义的发展也起了重要影响。

古代人的最高境界和愿望就是"成真""成仙"。从现在保留的一些书目看，上古时期的"扁鹊"是医学界一位全能的核心性历史人物。《扁鹊内经》《扁鹊外经》以及《神农本草经》《难经》中有关"扁鹊"（太一子）的史料记载可以说明这些。

历史记载和民间传说中，属于扁鹊"原创脉法"的著作，主要有《太乙神明论》《扁鹊脉经》《扁鹊脉髓》等。《汉书·艺文志》记载还有《扁鹊内经》《扁鹊外经》等。传说《黄帝内经》即以《素女脉诀》《太乙神明论》为蓝本写成。其中脉法方面有文字可考的有二十一篇，如《五色》《脉变》《揆度》《奇恒》《九针》《从容》《上经》《下经》《脉经上下篇》等。现存医学四大经典之一《难经》即托名扁鹊所著。

《素女脉诀》尚难以认定是否为扁鹊的著作，但历史上一直有"天下言脉者由扁鹊也"的说法。《素女脉诀》主要是从平常人的角度来讨论人体医学气象学原理的脉象学专著，也就是《素问·平人气象论》所说的平人以及病变中可能出现的脉象。

扁鹊的《太乙神明论》流传于世后，黄帝召集医官岐伯、鬼臾区等，以《太乙神明论》为蓝本，以问答形式写成《素问》《灵枢》两部书，《素问》为内经，《灵枢》为外经。

现在所能看到的医学典籍《黄帝内经》大部分内容是记载殷商到西周时期，特别是上古时期这些医学前贤著述里的内容，是对上古时期医学科研情况的总结。本书所记载的治病方法和诊断技术，说明早在殷商到西周一段时期这一医疗技术就已经出现，而且已经非常成熟了，《素问·上古天真论》篇说明了当时的医学科研方向已经不再是医疗治病问题，而是长寿健康问题。

《史记》一书中记载的"扁鹊"是战国时期应用脉诊来判断和治疗疾病的医生，据记载，扁鹊在自己的医疗生涯中，不仅表现出高超的诊断和治疗水平，还表现出高尚的医德。扁鹊还精于外科手术，而且应用了药物麻醉来进行手术，并且提出了相应的脉诊理论。在治疗方面，综合疗法为扁鹊行医时的主要治疗措施。他在治疗虢太子时，就用了砭石，即针刺法，还有热熨法和服汤药法等。当时虢太子已昏迷不醒，扁鹊通过脉诊判断为"尸蹶"，这足以体现出扁鹊切脉诊断的水平很高。

现在人们往往通过《史记》扁鹊仓公传，了解了有关扁鹊的故事。比如，他拜见蔡桓侯时，通过望诊判断出桓侯有病，他通过望色判断病证及其病程演变和预后。比如，他给虢太子看病，认为虢太子患的阴阳脉失调，阳脉下陷，阴脉上冲，导致全身脉象出现紊乱，故患者表现如死状，其实，患者并未真正死亡。除脉诊外，他还观察到患者鼻翼微动，再结合切摸，他还发现患者两大腿的体表仍然温暖，因而敢于下此判断。

从《史记》及先秦的一些典籍中可以看出，扁鹊是历史上真实存在的一位医术高超的医生。在这里我们提到两个不同时期的扁鹊人物原型，说扁鹊是中国传统医学的鼻祖，主要是指轩辕黄帝时期的扁鹊的历史原型。而后世在大量的历史资料中，扁鹊被大多数人误认为是战国时期的秦越人。因为这位战国时期的秦越人在医术上同样很高明，被当时的全社会所推崇，所以亦被称为扁鹊被司马迁记载在《史记》中。

可以想象，历史上之所以人们对这位"神医"扁鹊如此崇拜，对轩辕黄帝时期的"扁鹊"给予"神化"的方式来敬仰，称之"太乙救苦天尊"（在神仙排位上仅次于"盘古氏"之后），便可以看出古时候医生在人们心目中的地位是多么崇高。扁鹊作为"太乙救苦天尊"的历史人物原型，成为历代人们心目中最崇敬的救苦救难普度众生的神仙，说明医生工作在人民生活中的重要性不容忽视。

第四章　需要关注的"扁鹊医道"

扁鹊医道——中国古典中医平脉查体医疗模式，是世界级非物质文化遗产。她是中华医药的核心医疗技术，是以中医四大经典之一的《难经》脉法诊疗程序为基础，是以"平脉查体"医疗模式为特色的人体第二种"中医体检"方法和医疗模式。它包含平脉查体，循脉入证，分经用药。中医体检，查找"腧穴"反应体征。宏观观察，整体调理，手术刺法，平衡阴阳。其特色为治病快捷，诊断治疗实现了"程序化、客观化、数学化"。

《难经》是一部有关脉学的专著，其中讲道：望而知之谓之神，闻而知之谓之圣，问而知之谓之工，切脉而知之谓之巧。

在中国医学"脉象学"的概念里，"脉象诊察"所承载的使命，能集中观察全身的穴位虚实变化。"脉象"是一个特别需要重视的"生命指征"，通过"脉象"诊察，能判断疾病预后轻重。

古人讲，"脉为气血先见"，这个"脉诊"就是可以把控人体气血运行和血气循环的重要机关。又"声合五音，色合五行，脉合阴阳"，这些经典的论述都说明"脉诊"所包含和牵连的内容很广很大。

自从东汉末年，战乱纷争不断，原始的古典的中医药发展也面临灭顶之灾。中医药的流传只是在民间口口相传。这些在民间流传下来中医药文化遗产，大部分只是记录了一些治病的方剂、扎针艾灸的具体穴位和技术。有的医书中也有可能引用了一些古典词汇来说明其中治病的一些道理，但就古典中医治病的深奥原理，却很少有人去深入研究、剖析。

国家要发展，民族要复兴，要走出一条医药强国的大道。数千年来通过中医药文化的发展，促进了整个民族文化的发展，中医药是中华民族文化形成的基石，中华医药就是这许许多多民族文化遗产中的代表和精华。像"扁鹊医道"这一中国古典中医代表，特别需要传承推广，让其能为人类健康事业做出她应有的贡献。

第五章　"扁鹊医道"展示中华文明的重要窗口

1981 年的诺贝尔奖获得者依来亚斯·哈内奇说，"中华文化遗产之丰富恐怕首屈一指，它不仅是在人文科学领域，而且在医学文化方面也居于遥遥领先的地位"。

中医药跨越五千年的中华历史，其浩如烟海的文献典籍，博大精深的思想理论，百花齐放的各家学说，悬壶济世的大医精神，使得中医药在历史长河中一直永葆青春并不断焕发新的光彩。

在数千年的发展历程中，中医药在中华传统文化和哲学的影响下，创造并积淀形成了丰富的医学理论与实践经验。其天人合一、藏象合一、形神合一的整体观念，司外揣内、见微知著的诊断思想，"阴平阳秘、和合致中"的调理特色，勿待渴而穿井、斗而铸锥的"治未病"理念等，成为中华传统文化传承的重要载体，更成为推动当代中华文化复兴的重要支撑。

中医学遵循自然规律，在医学方法中效仿自然法则，在医学实践中尊重天然属性，崇尚预防且长于治疗。可以说，中医跟西医起源的文化背景、学科属性、医学模式、诊疗思维、发展特点以及治疗特点等，都具有明显的差异。中医药学在整体观念的主导下，能宏观、系统地对天文、地理、人事进行有机统一联系。

我们说，建立中医文化自信的根本，是中医文化的科学性和先进性。西方医学和中国传统医学是当今世界上比较有影响的两大医学体系，西医起源于解剖知识的积累，中医来源于"气象"知识的积累。虽然都着眼于人体疾病与健康的研究，然而理论基础却完全不同。两者经历了完全不同的历史发展过程。

关于中西医学谁优谁劣的问题，毛泽东曾做过这样的评价："医道中西，各有所长，中医言气脉，西医言实验。然言气脉者，理太微妙，常人难以懂识；言实验者，专求质而气则离矣，故常失其本。"西方医学是由局部到整体，由分析到综合。而中医学是由表及里，宏观观察，整体调理。

中医药的特色是整体观念和辨证论治，以中医诊断技术与治疗技术为基本服务形式，实施以患者为中心、集防治为一体的个性化诊疗服务。中医药是我国医学科学的特色，也是中华民族优秀文化的重要组成部分，几千年来为中华民族的繁衍昌盛做出了不可磨灭的贡献，并且对世界的文明进步产生了积极影响。

2000多年前，司马迁坚定地写下《史记·殷本纪》。1917年，王国维从甲骨文中考释出商代的"先公先王"，证明司马迁《史记·殷本纪》的商王世次并非虚构，该书作为打开中华文明宝库钥匙具有独特价值，从国家宏观层面来论述中国古典中医药的考古挖掘价值。

韩国学者金秉模曾受国际古迹理事会（ICOMOS）委托考察殷墟，他对殷墟留下这样一段评价："殷墟是最重要的世界遗产之一。殷墟不仅对于中国人意义重大，对全世界人民同样弥足珍贵。"如今殷墟的考古、研究和保护受到全世界的关注，成为展示中华文明的重要窗口。如今发现，古典中医药、扁鹊医道，更是特别能展示中华文明的重要窗口。

第六章　近代史上对"扁鹊医道"的考古挖掘

"扁鹊"的名字在中国可谓是家喻户晓，妇孺皆知。在中国古代的许多古籍中，都有扁鹊行医的事迹记载，《韩非子》《战国策》《淮南子》中都提到过扁鹊的神奇医术。百姓称神医为扁鹊，乃至建庙供奉，求乞安康。对于大多数中国人来说，对扁鹊的了解，更多还是来自《史记·扁鹊传》。太史公司马迁所编写的《史记》，其中内容和文字一般来说都是较为可信的资料。

在《史记·扁鹊传》中写道："扁鹊者，勃海郡郑人也，姓秦氏，名越人……以此视病，尽见五脏症结，特以诊脉为名耳。为医或在齐，或在赵。在赵者名扁鹊。""少时为人舍长，舍客长桑君过，扁鹊独奇之，常谨遇之。长桑君亦知扁鹊非常人也。"

司马迁称长桑君非常人也，而扁鹊师承长桑君。《史记·扁鹊传》中对于秦越人的生年虽然没有实写，但是扁鹊的卒年是可以考证的。所谓秦太医令李醯知己技不如扁鹊，使人刺杀之。

这个秦越人扁鹊，死于秦武王年间，而秦武王的在位时间，是公元前 310 至公元前 307 年。据考证，除了《史记》之外，扁鹊在《韩诗外传》《说苑》这两部文献中，也有出现。《韩诗外传》成书大概在西汉公元前 150 年，《史记》成书大概在西汉公元前 91 年，《说苑》成书大概在西汉公元前 16 年。也就是说，能记载"扁鹊""秦越人"的古籍几乎只在西汉时期的百年当中，而在其他的古籍中，目前还没有发现。

在两千多年的时光长河中，我们与这位扁鹊是越走越近。第一次，在 1973 年，湖南马王堆 3 号汉墓中，发现医书 14 部，其中有扁鹊经脉帛书 4 部。第二次，在 1983 年，湖北江陵张家山汉墓出土的竹简里，释读出扁鹊脉书三种。

这几次的文物出土，对于扁鹊其人其医术的研究都有不小的帮助。2012 年的夏天，成都地铁三号线在建设当中，竟然挖出了汉代的古墓。很快，成都市文物考古研究所和荆州文物保护中心联合出动，对现身于老官山的这座汉墓进行了抢救性的发掘。从 2012 年 7 月一直到 2013 年 12 月，考古工作才基本结束。此次的考古工作共清理出西汉时期土坑木椁墓四座，出土一批珍贵文物。其中，在 3 号墓当中，考古工作者们发现了 920

支竹简。由于年代久远，竹简上的文字用肉眼已经难以辨别。于是，考古工作者们将竹简浸泡在化学试剂水中，并且辅以专业红外线扫描成像的技术，将模糊不清的竹简上的内容解读了出来。

经过仔细研读，专家们发现，这是一批记录医术的文字，约有两万字。根据字体的风格、长度、摆放的位置、叠压次序和内容，专家们一致认为，这些字可分为九部医术。但除了《五色脉诊》之外，其他的都没有书名。不过依据内容，经初步整理暂定为《扁鹊医论》《脉死候》《六十病方》《尺简》《病源》《经脉书》《诸病症候》《脉数》。

据当时成都市文物考古研究所的领队介绍说："这些医书涉及内科、外科、妇科、皮肤科、五官科、伤科，等等。"除了医人之书外，甚至还有重点医治马匹的兽医书。根据内容分析，考古工作者们发现这批医简极有可能是已经失传很久的中医扁鹊学派的医书典籍。而且，与马王堆和张家山汉墓相比，这次能够如此系统和完整地出土扁鹊学派的医书典籍，这对考古来说，还是第一次。这次发现的九部医书都和中医学有关，不仅涉及了中医学理论，还有症候治疗，几乎是涉及医学的各个方面，专业性很强，学术价值也比之前马王堆出土的更高。

在老官山出土的医书简牍中，几乎每个医方的药味和马王堆相比都增加了，经常会有四五味药，甚至七八味药，而马王堆的医方仅仅只有一两味药。当时推测，这批医简，就是西汉早期人们整理出来的扁鹊的著作《内经》和《外经》。

一直以来，人们认为东汉张仲景的《伤寒论》是中医临床辨证体系确立的标志，但成都老官山汉墓出土的汉简，证明西汉之初中国就已有一套成熟的治疗体系，并把中医临床体系建立推前到战国时期，甚至推前到春秋时期。由此可见，已经十分成熟和形成完整体系的中医，其历史之悠久，在考古界和医学界同时引起了巨大的轰动。

扁鹊在历史上的记载少之又少，又因为他医术高超到超越了现代科技水平，甚至有人怀疑，历史上根本不存在这么厉害的医生，质疑扁鹊是小说中杜撰的。而这座古墓的发现，也推翻了这一结论，证明了古代医术的高明和先进。

史料记载，还有一些有关战国时期的秦越人扁鹊的故事。故事里讲，扁鹊有两个哥哥，也颇懂医理。一天，魏文王问扁鹊："你们家兄弟三人，都精于医术，到底哪一位最好呢？"扁鹊回答说："我的大哥医术最好，二哥次之，我最差。"文王再问："那么为什么你最出名呢？"扁鹊回答道："我大哥治病，是治病于病情发作之前的时候，由于一般人不知道，他的技术能事先铲除病因，有的人反而觉得他的治疗没有什么明显的效果。

所以他的名气无法传出去，只有我们家的人才知道。我二哥治病，是治病于病情初起的时候，看上去以为他只能治轻微的小病，所以他的名气只能在我们乡里流传。而我治病，是治病于病情已经严重的时候，一般人看到我刺法手术等神奇的效果，在经脉穴位上针刺，用麻药让人昏迷，现场出现的能让人'起死回生'的场面，最能感动人，所以一些人自然以为我的医术最高明。因此名气响遍全国，远远大于我的两位哥哥。"

这段话说明了古代医生"治未病"，不求有多大名气，而是一心为了人民健康。扁鹊对大家这样介绍自己，更体现了他的伟大人格魅力。

相关史料和遗迹证实，河北邢台内丘蓬鹊山为扁鹊（秦越人）学医、行医、采药之地。现在那里仍保存着历史最为悠久、规模最为宏大的扁鹊祠。司马迁撰《史记·扁鹊仓公列传》之《扁鹊传》，通篇多依据蓬鹊山遗闻而作。宋嘉祐初年（1056年），宋仁宗敕封内丘扁鹊祠，祠中奉祀着扁鹊"神应侯"之牌位（宋代碑记），到元代太医院提点颜天翼（1191—1254）、颜伯禄父子又重修扁鹊祠。

第七章 《史记》扁鹊见蔡桓公的故事

早在两千四百多年前，扁鹊就能从齐桓侯的气色中，看出他患病，而且断定病之所在和病情的发展，这是很不简单的事。所以，汉代著名的医学家张仲景，在他书的序言里，赞赏不绝地说："余每览越人入虢之诊，望齐侯之色，未尝不慨然叹其才秀也。"

《史记》扁鹊见蔡桓公的原文：

扁鹊见蔡桓公，立有间。扁鹊曰："君有疾在腠理，不治将恐深。"桓侯曰："寡人无疾。"扁鹊出，桓侯曰："医之好治不病以为功。"居十日，扁鹊复见，曰："君之病在肌肤，不治将益深。"桓侯不应。扁鹊出，桓侯又不悦。居十日，扁鹊复见，曰："君之病在肠胃，不治将益深。"桓侯又不应。扁鹊出，桓侯又不悦。居十日，扁鹊望桓侯而还走。桓侯故使人问之，扁鹊曰："疾在腠理，汤熨之所及也；在肌肤，针石之所及也；在肠胃，火齐之所及也；在骨髓，司命之所属，无奈何也。今在骨髓，臣是以无请也。"居五日，桓侯体痛，使人索扁鹊，已逃秦矣，桓侯遂死。

翻译过来是，又有一次，扁鹊路过齐国都城临淄的时候，见到了齐国的国君齐桓侯。

他看齐桓侯的气色不好，就断定他已经生病了，便直言不讳地对他说："您有病在肤表，如不快治，就会加重。"桓侯听了不以为然，说："我没病。"扁鹊见他不听劝告就走了。这时，桓侯对身边的人说："凡是医生都是贪图名利的。他们没有本事，就把没有病的人当有病的来治，以显示本领，窃取功利。"过了十天，扁鹊又来见齐桓侯，做了一番观察之后，对齐桓侯说："您的病到了血脉，不治会加重的。"桓侯听了很不高兴，根本没有把扁鹊的话放在心上。再过十天，扁鹊又来见齐桓侯，经过细致的观察，严肃地对他说："你的病进入肠胃之间，再不治，就没救了！"齐桓侯听了很生气，当然也没有理睬扁鹊的话。等到扁鹊第四次来见桓侯，他只瞥了一眼，就慌忙跑开了。齐桓侯发觉扁鹊不理睬自己，就派人询问。扁鹊说："病在肤表，用汤熨可以治好；病进入血脉，用针灸可以治好；病到了肠胃，用酒剂也能治愈。如今齐桓侯的病已经深入骨髓，再也没法治了，我只好躲开。"又过了十天，齐桓侯果然病重，派人请扁鹊来治，扁鹊早已逃离齐国，而齐桓侯因误了治病时机，不久也就死了。

同样的故事还有，有一次，扁鹊和弟子子阳、子豹等人路过虢国，虢太子恰好患病，病得很厉害，人们都以为他死了。为此，全国正举行大规模的祈祷活动，把国家大事都撂在一边。

扁鹊找到了中庶子（太子的侍从官）问道："太子患什么病？"中庶子答道："太子中邪。邪气发泄不出去突然昏倒就死了！"扁鹊进一步了解了太子发病的各种情况，就信心百倍地对中庶子说："你进去通报虢君，就说我能救活太子。"

但中庶子不信扁鹊能"起死回生"，不肯去通报，而且嘲讽扁鹊说："你既无'上古名医俞跗'的本事，反而说你能救活太子，就是不懂事的婴儿也会知道你是骗人的。"

扁鹊气愤地说："你这是从竹管里望天。老实告诉你，我秦越人不等切脉、望色、听声，就能说出大概的病情。不信，你试着去看看太子，他此刻耳朵该会鸣响，鼻翼该会扇动，仔细摸摸其大腿到阴部也该是温热的。"听到这里，中庶子不禁目瞪口呆。因为扁鹊虽没有见过太子，但对太子的病情已了如指掌，说得头头是道，不可小看。

中庶子只得进去通报了。虢君得知消息，吃了一惊，赶快出来接见扁鹊，说："我久慕先生大名，只是无缘拜见。先生路过我这小国，幸亏主动来救助，这实在是寡人的幸运！有先生救助，我儿就能活命，没有先生救助，就只有把尸体埋在山沟罢了。"说着，涕泪交流。

扁鹊告诉虢君，太子患的是"尸厥症"（惊厥、急惊风之类）。于是，扁鹊叫弟子子阳取出针具，在太子头顶百会穴针刺了一针，过了一会儿，太子就苏醒过来。接着叫弟子子豹在太子两胁下做了些药熨的处理。不一会儿，太子就能坐起来。后来又服了二十多天的汤药，虢太子就完全恢复了健康。

从此以后，天下人都知道扁鹊有"起死回生"之术。而扁鹊却实事求是地说，他并非能把死去的人救活，只不过是采用中医急救方法，把太子从垂危中挽救了过来而已。

在治学上，扁鹊不满足于一技一法，而是兼通数科。比如，他到越国都城邯郸，看到当地妇女患病较多，就当了"带下医"，治好了许多妇女的多年疾病。他到东周都城洛阳，看见当地许多老年人，患了视力、听力衰退的疾病，就当了"耳目痹医"，治好了许多老人的五官病。他到了秦国首都咸阳，看到当地儿童的发病率很高，就当了"小儿医"，治好了许多儿童的多发病。这些故事说明，只要把每一个患者的脉象穴位检查清楚了，就有了相应的治病办法，可以说一通百通，什么病都能治，这就是古典中医的优势所在。

这位秦越人扁鹊在自己的医疗生涯中，不仅表现出高超的诊断和治疗水平，还表现出高尚的医德。这位秦越人扁鹊无私地把自己的医术传授给门徒，他的徒弟子阳、子豹、子越等人，后来都成为医术水平很高的名医。

第八章　太乙中医"扁鹊医道"的事业传承

作者在自己的医疗实践中，使用"平脉查体"法发现了腧穴反应这一疾病规律，深刻认识到中医基本理论的基础就是阴阳五行这一从疾病腧穴反应中总结的规律。从此，以经络反应点体征研究为突破口，创造性地继承和发展了古典中医学藏象医学理论体系。为人类探索疾病规律寻找到一条最佳的疾病治疗途径，为人类探索疾病规律提供了正确的方向和理论依据。

作者在中国古典中医平脉查体医疗即"扁鹊医道"有了许多重大的发明发现，从"脉诊"方法和诊病原理来说，主要发现有以下三点。

其一，对皮肤器官人体"命门"部位的这一认识和解读。

中医从气象角度认识疾病。能读懂《难经》"命门学说"的人就能领会《黄帝内经》

中医学思想的内涵，就会认识到开展"三焦"这种"另类器官"重大医学科学研究的重要。

为什么通过反应穴位能治病，而且能治器质性疾病，至今还没有人能够说清楚。作者研究后发现，古书上说的"三焦"为"臣使之官"、为"生气之原"、为"守邪之神"、为"十二经之根本"等解释，就是讲的穴位治病的深层原理。

"臣使之官"，用今天人的话说，就是"派出机关"的意思。寓意古人已经将一个肉眼看不见的疾病防线——"三焦"高度人性化了。把"三焦"比喻为人体一个"器官"，比作大脑神经皮层下中枢的"派出机关"和"全权大使"。

《难经》中也阐明了"三焦"这样一个疾病防卫系统的重要。在生命救治方面，就相当于"命门"。

人生下来，在皮肤上就存在一些储备生命信息和担任重大防卫功能的网络结构。人体重大疾病的修复，再生功能的产生，靠的就是它们产生的"生生之气"。这些"生生之气"就是用来对抗各种病邪侵袭的天然防卫屏障。这是人体靠遗传基因携带的天然屏障和调控系统。

作者发现，人体表面依托反应腧穴"原点"上的"元气"可发挥疾病治疗作用。针刺以往所强调的"得气"，指的就是激活这种"元气"。

人体所患的疾病，只要不是动了"元气"都容易治疗，如果要除根，只有靠人体的腧穴阴阳调理就可以激活这些元气。特别严重的疾病，个别"腧穴"需要达到最强烈的"化脓灸"样反应，才能实现治病除根的目的。

其二，对痈疽乃腧穴之别的认识和解读。

作者认为，腧穴是没有透发的痈疽或疮疡，或者说痈疽或疮疡是已透发的腧穴。这一"疖肿、痈疽、疮疡"乃"腧穴"之别，是《灵枢·痈疽》所要真实表达的重要医学思想。

人身之气血与天地同源，人身之经络运行与昼夜同度。临床所见痈疽变生和形成者，不外乎六淫外感、七情内伤、饮食不时、房劳不节，致使阴阳乖错、营卫蕴结，而变生痈疽。变生痈疽者，内因方面，古语谓"气宿于经络与血俱涩而不行，壅结为痈疽"；外来之因，与运气流行相关。

长期从事临床的经验和大量生理病理资料显示，经常讲到的腧穴反应之类，跟外科所见到的"疖肿痈疡"之类，没有根本区别，而是一些隐藏在体表的还没有出头或者还没有能力出头的疖肿之类反应产物。这些反应产物，是经过"邪正抗争"后的属于抗原抗体复合之后的垃圾。所以说腧穴本身是具有炎症性病理改变的反应部位和反应点。

人体内的各个器官得以有序地工作是靠大脑皮层下中枢进行管理的，但是发生病变却是通过皮肤层面的腔外调控系统协调管理的。在人体进化过程中，这个腔外脏器，就是所谓的大脑神经皮层下中枢的派出机关——"三焦"器官，能使损坏的内脏器官重新得到修复。

经过反复临床观察，作者发现，针刺能有治病效果靠的是一种叫作"原点"的物质发挥着作用，所以从这一功能本身来说，作者就叫它"生命活动原点"。

大部分疾病可以取得治疗效果，靠的就是人体腔外"脏气"的"气"的强盛与否，而不是"脏器"的"器"的强盛与否。人体大脑神经只不过是一个收集处理各种复杂信息的部位，人体体腔内所有组织器官都属于"器"，是一个单纯的"行政管理"职能部门。它们之间有序地工作或发生病变，都是通过腔外皮肤层面这一调控系统调控实现的。人体所有疾病真正的治愈，必须通过腧穴"原点"彻底清除信息部位中一切不良信息才能实现。

其三，对腧穴反应点具有一定反应体征的认识。

中医学理论的基础是"阴阳五行"，是对腧穴及其阴阳反应的观察和归纳。穴位治疗是正宗的医学方法，且没有毒副作用，而药物治疗则是穴位治疗的替代品。

一般来说，可以跟藏象对应的概念是经络，可以跟经络对应的是经脉、络脉，可以跟腧穴对应的概念是"本输"。本输是基本腧穴的意思，本输最常用的概念是代表肘膝以下的"五输穴"。"五输穴"是规定了属性概念的"基本穴位"和具体测量部位，也就是"经络网络理论"确立之后的重要"定位点、测量点"。腧穴"原点"就是腧穴"生物电"集结之后被激活的"电位点"，是藏象医学可以实现客观化实验测量的标志物，因此作者认为"皮肤器官"是中医开展实验研究的客观物质基础。

中国人很早就认识到，疾病有生在体表的，有生在体内的，生在体内的就需要内治，生在体表的就需要外治。健康检查也一样，中医体检就是为了检查生在体表的疾病。中医宏观观察，首先要看疾病在体表的反应，然后采用各种方法施治。

唐代医家孙思邈说，"汤液治其内，灸刺治其外，则病无逃矣"。现在的中医，有了更好的条件，有了西医疾病病理、解剖方面各种检查的"参合"和理论上的"结合"，再遵照古典中医的脉诊查体医疗方法去科研、医疗，几乎就没有治不好的疾病。因为有一条规律，人体只要有疾病，体表相关部位一定会有某种形态和特征的反应穴位出现。所以作者认为，中医科研必须将"腧穴"研究作为最重要的基础研究项目。

第九章　"五输穴"与"十二经脉"网络结构

《难经》六十三难："五脏六腑荣合，皆以井为始者，何也？然：井者，东方春也，万物之始生。诸蚑行喘息，蜎飞蠕动，当生之物，莫不以春生。故岁数始于春，日数始于甲，故以井为始也。"

《灵枢·本输》："凡刺之道，必通十二经络之所终始，络脉之所别处，五输之所留，六腑之所与合，四时之所出入。五脏之所溜处，阔数之度，浅深之状，高下所至，愿闻其解。"然后用了以下的文字作了解答。

肺出于少商，少商者，手大指端内侧也，为井木；溜于鱼际，鱼际者，手鱼也。为荥；注于太渊，太渊，鱼后一寸陷者中也，为俞；行于经渠，经渠，寸口中也，动而不居，为经；入于尺泽，尺泽，肘中之动脉也，为合，手太阴经也。

心出于中冲，中冲，手中指之端也，为井木；溜于劳宫，劳营，掌中中指本节之内间也；为荥；注于大陵，大陵，掌后两骨之间方下者也，为俞；行于间使，间使之道，两筋之间，三寸之中也，有过则至，无过则止，为经；入于曲泽，曲泽，肘内廉下陷者之中也，屈而得之，为合，手少阴经也。

三焦者，上合手少阳，出于关冲，关冲者……为井金……液门……为荥……中渚……为俞……阳池……为原……支沟……为经……天井……为合……

手太阳小肠者……少泽……为井金……前谷……为荥……后溪……为俞……腕骨……为原……阳谷……为经……小海……为合……

大肠……商阳……为井金……二间……为荥……三间……为俞……合谷……为原……阳溪……为经……曲池……为合……

以上这一段文字，结合《难经》中关于"五输穴"的记载，解释了古人在穴位经络方面，在人体"网络结构"这一理论框架下，确定了这些人体体表"属性"的阶段标志。更值得注意的是，在药物归经方面，将如何进行"阴阳"和"五行"阶段和层面划分的问题，也就是穴位阴阳五行是如何跟药物阴阳五行结合运用的原则和方法。

所以学习和了解"五输穴"，不是一个简单的十二条经络上五个穴位的"木火土金水"划分问题，而是代表了经络理论体系中，在用药方面，从人体体表每一个节段和节段的反应上，如何进行分经用药的五行代码符号编排的问题。

古人在颈部，围绕颈部一圈，总共划分出十二条经络。一次任脉侧之动脉，足阳明也，名曰人迎。二次脉手阳明也，名曰扶突。三次脉手太阳也，名曰天窗。四次脉足少阳也，名曰天容。五次脉手少阳也，名曰天牖。六次脉足太阳也，名曰天柱。七次脉颈中央之脉，督脉也，名曰风府。项部经脉符号编排从 1 到 6，缺盆之中，任脉也，名曰天突。颈部经脉符号编排从 1 到 6，足阳明一，挟喉之动脉也，其腧在膺中。手阳明二，次在其腧外，不至曲颊一寸。手太阳三，次当曲颊。足少阳四，次在耳下曲颊之后。手少阳五，次出耳后，上加完骨之上。足太阳六，次挟项大筋之中发际，折量点分别用天突、人迎、扶突、天窗、天容、天牖、天柱、风府作为标志。

在四末，分别以肘膝以下到指趾末端六十个穴位作为五个标准的定位标志。并以此解释了"阳井庚"，庚者，乙之刚也，庚为金，所以称"阳井金"。"阴井乙"，乙者，庚之柔也，乙为木，所以称"阴井木"，其他以此类推。

以上文字可以看出，古人设立阴阳腧穴反应点相互表里关系配对时，始终保持着"刚柔相济"表里相互结合的原则。阴阳概念虽说是对立的，其实是统一的，阳中有阴，阴中有阳。

古人在应用网络和医学数码技术做出身体环形的和层次方面的设计之后，并确定了腧穴反应系统"井荥俞经合"层次，以及体环"上下左右"纵横网络的规定。

在《难经》六十八难中，古人还再一次就"井荥俞经合"的环形和纵横层次关系，以及在主治和身体疾病环形反应特征方面以及普遍规律上的说明。所谓"所出为井，所流为荥，所注为俞，所行为经，所入为合"。井穴主要反应心下这一部位一些胀满的病变，荥穴主要反应身体各部位发热的一些病变，俞穴主要反应身体各部位沉重疼痛的一些病变，经穴主要反应喘咳寒热的一些病变，合穴主要反应气机逆乱以及肠炎泄泻的一些病变。其意义还在于，就人体疾病规律方面，已经寓意说明了某些疾病在用药方面的一些规律。

值得注意的一点，在相生关系中，一般认为它们之间可能是相互济助，却存在着一种一方抵消另一方功能的关系。在相克相反关系中，一般认为它们可能是相互克伐，却存在着一种相互资助补充的关系。

对此，古人做了这样的说明：出入离合乃万物不变之定律，所出为井，井者，好比一年四季从春天开始，木者，意味着东方和春天到来，万物始生。所入为合，合者，好比一年四季的冬天到了，阳气入藏。其本质和意义还在于借用"五输穴"的有序排列来说明身体环形和纵横层面反应方面的深层奥秘。

中医用药前要考虑的是"阴阳之要，虚实之理，倾移之过"出现在身体哪些部位，大小轻重情况怎样。而要掌握这些规律就必须去做一系列的人体经络穴位检查，从经络穴位检查中找到这些有"倾移之过"的部位。"阴阳之要，虚实之理，倾移之过"成为我们今天追寻用药规律的文字依据。

还有，在《内经》中有"谨察阴阳所在而调之，以平为期"。要"谨守病机，各司其属，有者求之，无者求之，盛者责之，虚者责之，必先五胜，疏其血气，令其调达，而致和平。此之谓也"。这个必须谨察的"阴阳"指的就是穴位反应。"谨守病机"的这个病机，指的就是各个经络反应穴位反应所提示的病因和病理反应机制。"必先五胜"指的是运用五行相克相生规律来用药。"疏其血气，令其调达，而致和平"指的就是通过消除反应体征这一类病理生理产物，最后达到机体各个部位的平衡。

从这些可以看出，中医是从病证反应，即体表的各种阴阳反应来分析病情。

第三篇 『扁鹊医道』文化考古和历史传承

第一章　历史上值得考究的扁鹊学派

历史上的"扁鹊医道"以平脉查体医疗为基本医疗模式和方法，轩辕黄帝时期的"扁鹊太一子"为其基本医疗模式和方法的创始人。

据考证，"扁鹊"自称"太一子"，轩辕黄帝时期人，史书记载其代表著作有《太乙神明论》《扁鹊脉经》《扁鹊脉髓》等。在《汉书艺文志》里记载的还有《扁鹊内经》《扁鹊外经》。其中脉法方面有文字可考的有二十一篇，如《五色》《脉变》《揆度》《奇恒》《九针》《从容》《上经》《下经》《脉经上下篇》等。传说《黄帝内经》即以《素女脉诀》《太乙神明论》等为蓝本写成。

以上著作中，《五色》篇主要介绍，通过五脏系统五种脏气色泽，借以判断疾病的病位和病性。在扁鹊时期，称"望而知之是为神"，通过对其面部以及全身反应穴位上的五色所见，各穴位反应点部位颜色的变化来判断和了解病变的部位和病性。

《脉变》是对脉象的病理变化的判断。正常的脉叫"平人气象"，异常的脉叫"脉动"。"脉变"就是这种在"脉动异常状态下的脉象"。一般说有病变的情况下，变动的"脉"叫"变脉"，也就是"脉变"的意思。如肺脉之来也，如循榆叶；心脉之来也，如反笋莞大；肝脉之来也，搏而弱；脾脉之来也，阿阿如缓；肾脉之来也，微细以长。通过对以上"脉变"的这样一些脉象特征的诊察，就可以判断出病变的部位。

《揆度》《奇恒》《从容》等，都是扁鹊医道在查找腧穴反应体征的重要手段和方法，是古典中医平脉查体医疗的一些重要文献。

"揆度"揣测之意，推测揆度穴位上的各种变化。《揆度》记载了扁鹊医道从事医疗活动和医学研究的大量临床经验，是当年难得的有关查体医疗的重要医学论著。

"奇恒"，"奇"指特殊的、非常的、不正常的，"恒"指本身的、永久的、正常的。通过对穴位上出现的正常的与不正常的"反应"的判断，来了解体内的病变情况。《奇恒》同样是当时从事疾病医学检查，在临床如何对"穴位反应"与"不反应"进行判断的医学专著。

《从容》是指穴位反应显示了"从容"还是没有显示"从容"的一种穴位反应验证方

法。同样是当时一本解释中医查体医疗的专著。"示从容"一句，表示要好好看看自己所检查的部位，是要通过一种实验方法，如果显示了"从容"，说明所查的部位可能比较正常，如果没有显示"从容"，说明所查的部位可能不够正常，存在穴位反应。

《九针》《上经》《下经》《脉经上下篇》，虽然现在已经看不到原著，但许多相关的内容大都已经被收载在《黄帝内经》一书的有关篇章之中。如"经脉"篇、"本输"篇、"阴阳应象大论"篇等。从扁鹊医道的学术传承来说，所有内容都体现在了全面开展中医体检、中医平脉查体医疗的这一关键技术上。

第二章　"扁鹊医道"和"扁鹊学派"人物代表

资料证明，在历史上，曾经有过一个"扁鹊医学"的时代，有过一个"扁鹊学派"的存在。可以搜集到的资料证明，战国时期的秦越人应该是"扁鹊太一子"和"俞跗"之后的第三位代表人物，再之后就是被《史记》记载的西汉名医"仓公淳于意"了。

到了宋代，有一位名叫窦材的医生，自称自己是"第三代扁鹊"。从其论著《针灸神书》看，他并没有完全按照"平脉查体"医疗，没有完全继承了"扁鹊学派"的学术思想，最多只能算半个"扁鹊"。也就是说，"扁鹊学派"一定是严格地按照《黄帝内经》所强调的"三部九候"诊法开展医疗活动。然而后世可以追认为"扁鹊学派"的人，应该是金元时期的著名医家张元素，人称"洁古老人"，他是为中国古典中医传承做出贡献的一位名副其实的"扁鹊医道"的传承人。

在古籍资料里，有许多历史名人曾经对"扁鹊学派"的医术做过评价。韩相国曰：人之所以善扁鹊者，人若有痈肿，善扁鹊而无痈肿也。则人莫之为之也。痈肿为外科病，扁鹊行医民间，患痈肿者求治于扁鹊，扁鹊都会精心诊治不会拒之门外（《战国策·韩三》）。

扁鹊"抚息脉而知疾所由生"，阳气盛则损之而调阴，寒气盛则损之而调阳。是以气脉调和，而邪气无所留矣。夫拙医不知脉理之膝、血气之分，妄刺而无益于疾，伤肌肤而已矣（《盐铁论·轻重》）。

扁鹊攻于腠理、绝邪气，故痈疽不得成形。故圣人从事于未然，故乱原无由生。是以砭石藏而不施，法令设而不用。断已然，凿已发者，凡人也。治未形，睹未萌者，君子也。扁鹊能使"痈疽不得成形"（《盐铁论·大论》）。

"子之笑我玄尚白，吾亦笑子之病甚"，不遇"俞跗、扁鹊"也，悲夫！（扬雄《解嘲》）；是故微病恒医皆巧，笃剧扁鹊乃良（《论衡·恢国篇》）。

扁鹊见秦武王，武王示之病，扁鹊请除左右曰："君之病在耳之前、目之下，除之未必已也。将使耳不聪、目不明。"扁鹊怒而投其石，曰："君与知之者谋之，而与不知者败之。"（《战国策·秦二》）

卓襄王问庞煖曰："夫君人者，亦有为其国乎？"庞煖曰："王独不闻俞跗之为医乎？王独不闻魏文侯之问扁鹊曰：'子兄弟三人，其孰为善？'扁鹊曰：'长兄最善，中兄次之，扁鹊最为下。'魏文侯曰：'可得闻耶？'扁鹊曰：'长兄于病视神，未有形而除之，故名不出于家。中兄治病，其在毫毛，故名不出于闾。若扁鹊者，刺血脉、投毒药、副肌肤间，而名出闻于诸侯。'魏文侯曰：'善'。"

遂使管子行医术以扁鹊之道，曰桓公几能成其霸乎？（《鹖冠子·世贤》）。

曰："故制事者因其则，服药者因其良。书不必起仲尼之门，药不必出扁鹊之方。"陆贾将仲尼与扁鹊对称，在他的心目中，孔子删诗、书，订礼、乐，传易，著《春秋》，是私人著述最多，扁鹊是最为著名的。扁鹊行医治病，其方术闻名天下，最有影响（陆贾《新语·术事》）。

"天下之势，方病大肿，一胫之大，几如要，恶病也。平居不可屈信，一二指搐，身固无聊也。失今不治，必为痼疾；后虽有扁鹊，弗能为已"（贾谊《新书·大都》）。

"所以贵扁鹊者，非贵其随病而调药"，贵其"魇息脉血知病之所从生也""所以贵圣人者，非贵其随罪而鉴刑也，贵其知乱之所由起也"（《淮甫子·秦族训》）。

"人皆轻小害易微事以多悔，虽至而后忧之，是犹病者已惓，而索良医也，虽有'扁鹊、俞跗'之巧，犹不能生也"（《淮南子·人间训》）。

且扁鹊之治病也，审闭结而通郁滞。虚者补之，实者泻之，故病愈而名显（王符《潜夫论·实边》）；若以野葛、巴豆一两，入喉辄僵，不得俯仰，当此之时，虽周文摷蓍，孔丘占象，扁鹊操针，巫彭叩鼓，安能令苏，复起驰走（魏伯阳《周易参同契》）。

闻古扁鹊之治其病也，以刀刺骨。故甚病之人利在忍痛。病而不忍痛，则失扁鹊之巧；危而不拂耳，则失圣人之意（《韩非子·安危》）。

后世对西汉名医"仓公淳于意"宣传甚少，下面是作者搜集到的有关几位西汉名医的资料，以及部分医案、医论。

"自意少时，喜医药，医药方试之多不验者。至高后八年，得见师临菑元里公乘阳庆""庆年七十余，意得见事之""庆有古先道遗传黄帝、扁鹊之脉书，五色诊病，知人生死，决嫌疑，定可治，及药论书，甚精。我家给富，心爱公，欲尽以我禁方书悉教公""臣意即避席再拜谒，受其脉书上下经、五色诊、奇咳术、揆度阴阳外变、药论、石神、接阴阳禁书，受读解验之，可一年所"。明岁即验之，有验，然尚未精也。要事之三年所，即尝已为人治，诊病决死生，有验，精良。今庆已死十年所，臣意年尽三年，年三十九岁也。所以知赵章之病者，臣意切其脉，脉来滑，是内风气也。饮食下嗌而辄出不留者，法五日死，皆为前分界法，后十日乃死，所以过期者，其人嗜粥，故中藏实，中藏实故过期。师言曰"安谷者过期，不安谷者不及期"。

济北王病，召臣意诊其脉，曰："风蹶胸满。"即为药酒，尽三石，病已。得之汗出伏地。所以知济北王病者，臣意切其脉时，风气也，心脉浊。病法"过入其阳，阳气尽而阴气入"。阴气入张，则寒气上而热气下，故胸满。汗出伏地者，切其脉，气阴。阴气者，病必入中，出及瀺水也。

齐北宫司空命妇出于病，众医皆以为风入中，病主在肺，刺其足少阳脉。臣意诊其脉，曰："病气疝，客于膀胱，难于前后溲，而溺赤。病见寒气则遗溺，使人腹肿。"出于病得之欲溺不得，因以接内。所以知出于病者，切其脉大而实，其来难，是蹶阴之动也。脉来难者，疝气之客于膀胱也。腹之所以肿者，言蹶阴之络结小腹也。蹶阴有过则脉结动，动则腹肿。臣意即灸其足蹶阴之脉，左右各一所，即不遗溺而溲清，小腹痛止。即更为火齐汤以饮之，三日而疝气散，即愈。

臣意曰："公所论远矣。扁鹊虽言若是，然必审诊，起度量，立规矩，称权衡，合色脉表里有余不足顺逆之法，参其人动静与息相应，乃可以论。

臣意知韩女之病者，诊其脉时，切之，肾脉也，啬而不属。啬而不属者，其来难坚，故曰月不下。肝脉弦，出左口，故曰欲男子不可得也。

由此几则臣案医论观之，历史上坚持《黄帝内经》所述"三部九候"诊法处置疾病，才能称之为"上工"，才可以称之为"扁鹊医道"的传承人，才可以称之为"扁鹊学派"的弟子。

第三章 传承"扁鹊医道"的国家主流教育

历史上有明确记载的"扁鹊医道"传承人，从殷商西周到春秋战国之初算起，一直延续到宋元时期，其代表人物有"俞跗、秦越人、医缓、医和、淳于意、张完素、李东垣"等，还包括秦越人的老师长桑君，仓公的老师公乘阳庆。

讲到"扁鹊医道"传承，有一个需要明确的问题，就是"扁鹊医道"是地道的古典中医，地道的中华医药主流学派。战国时期秦越人只是广大人民群众所称颂的和比较了解的"扁鹊学派"代表之一。

自古以来，中医的传承，实际是两个体系：古典中医扁鹊医道"平脉查体"，阴阳辨证一派的传承；张仲景国医"经方派"，加上后世的"时方派"，以及被称之为"方士"的一派的传承。

大约在殷商西周到春秋战国之前，《黄帝内经》等中医四大经典得以成书和问世。《尚书》孔安国序载文：周有秦越人、医缓、医和，传到汉代有淳于意、华佗、张仲景。伏羲、神农、黄帝之书谓之三坟，属于鼻祖级别。到后世，"刻意研精，探微索隐，识其真要者，则目牛无全"，像扁鹊之类高超的医术便渐渐消失了。

晋皇甫谧传记，从上古时期神农、黄帝传岐伯、伯高、少俞，雷公受业，传之于后。伊尹撰用《神农本草经》以为《汤液经法》，到俞跗、医缓、秦越人，再到秦代医和，汉代仓公，他们"其论皆经理识本，非徒诊病而已"。

孔安国和皇甫谧这两位早先的学者都没有提及上古时期这位被尊为"太乙救苦天君"的扁鹊（太一子），是其缺憾。下边一段话可以说明一二。

《神农本草经》序例及佚文中有这样一些记载："太乙子曰，凡药上者养命，中者养性，下者养病。神农乃（脱简）从六阴阳，与太乙外巡五岳四渎，土地所生，草石骨肉皮毛，羽万千类。神农缉手再拜问于太乙子曰，曾闻上古之时，寿过百岁，何气使然？太乙子曰，天有九门，中道最良，神农乃从其尝药以拯救人命。"

说明《神农本草经》成书前神农可能邀请太乙子扁鹊一同巡游考察，最后才得以确定三百六十五味基本药物。《黄帝内经》据说是参考太乙子扁鹊《太乙神明论》《阴阳大论》等为蓝本，后经由俞跗、伯高、岐伯、雷公等共同编撰而成。

大约在殷商到西周这一时期，乃至之前的数千年之间，随着生产力的发展，中华医药开始有了经络穴位治病的萌芽。从"伏羲画八卦，黄帝铸九针，神农尝百草"，从"足臂十一脉灸经"的出现，到"明堂腧穴针灸图经"的出现，到"十二经脉"循行部位的详细记录。从穴位外治发展到"药物归经"治疗，从"砭石刺法"到"微针手术刺法"，五千多年来，中医学发生着翻天覆地的变化，日渐成熟。

大约在轩辕氏主持政务后，就着眼医药文化的发展，整理修订像《扁鹊外经》《扁鹊内经》《素女脉诀》《太乙神明论》，修定所谓的"三坟"著作，即《黄帝内经》《黄帝外经》《神农本草经》《难经》。也就是人们所说的"三坟"医学，也称之"三世"医学，是很重要的"三部"经典医学巨著。

《曲礼》曾记载这样一句话，"医不三世，不服其药"。意思是，没有学习过"三坟"这样医学巨著的医生，医术一定不会很高，患者不可以轻易相信他们的医术和开出的药方。

在历史文献中我们经常能够看到有人说"俞跗治病，不以汤药"这件事。所谓"俞跗治病，不以汤药"，意思是俞跗把"刺法"治病技术运用到一个历史很高水平，以至于很少采用药物给人治病。随着各个历史时代不断演变，"方士"药物治病逐渐占据了整个医药市场。最负盛名的"祝由"以及针刺治病技术也逐渐不被重视，通过穴位反应规律开展"平脉查体"医疗的活动逐渐被时代淹没。

《素问》序言里有一段文字："昔黄帝之御极也，以理身绪余治天下。坐于明堂之上，临观八极，考建五常。以谓人之生也，负阴而抱阳，食味而被色。外有寒暑之相荡，内有喜怒之交侵。天昏札瘥，以敷锡厥庶民。乃与岐伯上穷天纪，远取诸物，近取诸身，更相问难，垂法以福万世。于是，雷公之论，授业传之。而《内经》作矣。历代宝之，未有失坠。"

需要强调的是，中国医学从以穴位治病为基础的巫医时代，逐步过渡到应用药物配合来治病。古籍中经常讲到的"脉诀"（不是后世的《脉诀》），正是系统全面介绍"平脉查体"医疗的专业书籍。《难经》同样是学习中医脉诊技术特别是"平脉查体医疗"很重要的一本教材。

比如苏轼《楞伽经跋》："医之有《难经》，句句皆理，字字皆法，后世达者，神而明之，如盘走珠，无不可者；若出新意，而弃旧学，以为无用，非愚无知则狂而已。譬如俚俗医师，不由经纶，直授药方，以之疗病，非不或中，至于遇病辄应，悬断死生，则与知经学古者，不可同日语矣。世人徒见其有一至功，或捷古人，因谓《难经》不学而可，岂不误哉！"

再比如《帝王世纪》中曾这样解释说，"黄帝命雷公、岐伯论经脉，旁通问难八十一，为难经"。《文苑英华》序曾讲到，"黄帝八十一难，是医经之秘录也"。

流传至今的"太极图"，就是一张"人体平面图"缩影的设计。通过这张"图"，人与自然的亲密关系一览无余。在现存的"罗盘"里，四季、气候和生物生长变化，天体和人体在"八卦"卦象上的"东西南北"方位定位，"五脏六腑"配属"十二经脉运行"等，全都被标注在这张图里。

这张图，往小处看，就像是一个互相追逐的"阴阳鱼"图像；往大处看，就是一个立体的人体"藏象"图。在信息化的总体思路之下，从一个人体到天体，再到整个宇宙，分析研究疾病变化，可以利用这张图，进行一个"大数据、大信息"等各种健康数据上千次上万次的推算和预测。

张元素著作有《医学启源》，是金元四大家首位大师，赫赫有名的医学大家。从张元素的著作里，我们可以看到，张洁古治学，尽以《内经》之学，自学成才，基本上算是一位继承"平脉查体"衣钵的一位"得道"之人。比如他在自己的书中写道，"五脏六腑，寒热虚实，皆见形证脉气，若非诊切，无由识也"。

盛唐时期的孙思邈被封为药王爷，孙思邈著《备急千金要方》，虽章节中有诊候、有十二脏腑辨证提纲和部分平脉辨经内容，他本人在诊候中也有"人秉天地而生"之辞，也讲到"夫欲理病，先察其源"，但具体讲起来跟张仲景平脉法中"欲知其源，先察其本，本之不齐，在人体躬"大相径庭。书中总论部分有五脏脉特征，然伤寒、杂病、虚损、妇儿诸章节，方治在先，已喧宾夺主。

宋《圣济总录》比较完整地总结了运气六十甲子乙丑疾病流行的规律，详细讲述了五脏发病的规律，并且用图表示，别出心裁，前无古人。但书中忽视了对脉诊查穴医疗分经用药规律方面的介绍。

金元时期，现出了张元素、李东垣、罗谦甫、王海藏等倡导"查体医疗、分经用药"，呈现了金元四大家兴旺发达的局面。但由于没能从根本上形成"脉诊查穴、依据经络体征处方用药"的大气候大环境，又适逢国家动乱，金元时期这一昌盛的局面只能说是兴盛一时。

明清有不少有卓著贡献的医家，穴位治疗见长的《针灸聚英》《针灸大成》《外科大成》。特别是张景岳、陈修园、傅青主等一大批医学精英相继出现，可是完整继承脉诊查体医疗的医家没有，也没有相类似的专著流传于世。

王叔和编撰《脉经》引用了《难经》《伤寒杂病论》诸书的内容。原本《难经》《伤寒杂病论》中有相当部分关于"平脉辨经"的内容，经王叔和编写后，后人学起来只注意到脉象主病，"平脉辨经"的概念却没有了。所以到李时珍《濒湖脉学》时，更没有一字提到"平脉辨经"。

《汤液经法》《神农本草经》《明堂图经》是每一位医者临证的指南。《汤液经法》被人收藏后再无真迹。陶弘景证类本草保留了《神农本草经》的大部分内容，张仲景伤寒杂病论保留了《汤液经法》的部分内容。皇甫谧《针灸甲乙经》保留了《明堂图经》的部分内容。

作者认为，按脉诊原理，脉象是活的、动态的，不是固定的，不能谈什么永恒的主什么病；腧穴相对比较固定，可以作为客观体征，成为辨证施治的主要依据。

第四章 "扁鹊医道"的科学治病原理

人体皮肤上有许多与外界联系的神秘通道，古人将疾病过程中的反应腧穴看作一个无形的"器官"，建立了以皮肤为"解剖"对象的网络结构。从五千年的医学长河中，中国藏象医学理论不断吸收人体解剖医学的营养，丰富和完善自己，形成了在解剖医学理论基础上的、以体表反应腧穴阴阳五行为基础的藏象医学理论。到《黄帝内经》成书时代，一个能圆满解释人体一切生理病理现象，能融汇解剖医学等百家之长于一身的中国藏象医学查体医疗方法问世。从此由中华民族创造的能彻底征服一切疑难性疾病的气象医学模式在世界的东方问世。

比如说"二十四节气"节气变化，就会影响穴位反应变化，比如说"五行"之"相克相生"，比如说，古人总结的"五行"和"阴阳二十五人"，声音和七情六欲变化，都跟穴位反应变化息息相关。按照"七情"的相互制约，就能治疗精神病等。且一个人的性格爱好，都跟"阴阳"有关。按照"阴阳五行"规律，制定治疗方针，按照穴位反应

"浅深变化"调整手法，效果都能如"鼓桴相应"。

史称四大经典之一的《难经》是《黄帝内经》时期由官方组织编写的中医入门教材，内容包罗万象，但以阐明脉诊原理和穴位检查为重点，通篇是一个自学辅导的《内经》讲义。其中讲解脉诊、穴位形成原理，深入浅出，对提高中西医临床医生业务水平会有很大启发。

中国中医具有五千多年的悠久历史，由于后世缺乏对《内经》医学思想的深层挖掘，总是立足于书本教学，传授中医实用知识，疏忽了对其科学理论的理解和实验研究。所以自东汉以后，中医一直沿袭了方士治病的做法。

医学本来是实践性很强的一门科学，可是事实上中医教学大部分脱离临床。就《难经》解释《黄帝内经》条文来说，所有的自然科学的发展可能从来都是先有实践后有理论，当年的中医出现了跨越式发展，经过千余年的反应腧穴研究之后，古人结合"天地人"三才概念，建立了藏象医学理论。这是人类历史上的一个伟大创举，从此我们的临床各科便都在这样一个理论基础之上发展起来。

就中药治病和摸脉开方来说，中医内科所从事的临床工作，几乎都属于先有理论后有实践那种"不正规"的行医模式。大量临床病例没有建立病案。没有经络体征做理论支撑，没有遵从《黄帝内经》教诲，也就是辨证用药前一定要进行一次详细的经络查体。正如《伤寒杂病论》作者所言，三部九候不察，九候曾无仿佛。后世医家都是在许多种教条理论引申下，在不断从事"方剂、方药"加减的治病环境中，一代一代师带徒，带着揣测心理进行的。致使历代保存的大量脉诊病候记录，没有结合具体的穴位检查，难窥其实。

疾病和死亡对每一个人和家庭都会造成莫大的伤害，可是当我们带着疾病费尽周折却不能找到最好的治疗方法，甚至不能找到最好的医学技术。中医之学起源于腧穴的研究，除了治病方法简捷高效外，容易学、容易用，只要把握住了反应穴位这个"根本"，不管多疑难的疾病，都会迎刃而解。

就中医内科治病摸脉开方来说，所从事的临床研究，大部分医生不愿学习平脉查体的藏象理论，一代一代采用师带徒的形式传承下来这样一个医学。历代所保存的大量脉诊病候记录中没有记录具体的穴位检查体征。结果在近代不断创新的科学环境之中，让近代的中医逐渐没落，而且还落下了不科学的名声。

第五章 "扁鹊医道"的传承

作者在几十年从事古典医籍学习与实践中，发现在中华医药宝库中有一部分关于中医查体医疗及上古时期著名医家"扁鹊医道"的内容已经失传。发现史书上记载的"神医扁鹊"的治病诀窍，就是凭借寸口脉象寻找体表反应经络穴位，依据经络反应体征分经用药。由此经过长时间实践，不断总结完善，终于将这一失传数千年的特诊医疗方法复原。

中医是在解剖医学基础上重点从人体气象方面来开展医学研究，至今仍是攻克一切疑难性疾病不可或缺的医疗方法和医学模式。

史料记载，战国时期的神医扁鹊游学虢国，当时虢国的太子得了脑病昏厥的"石厥症"，扁鹊的高超医术很快使其起死回生。《史记》曾有一段虢国官员考察扁鹊医术对话。

"臣闻上古之时，医有俞跗，治病不以汤液醴酒，镵石挢引，案扤毒熨，一拨见病之应，因五脏之输，乃割皮解肌，诀脉结筋，搦髓脑，揲荒爪幕，湔浣肠胃，漱涤五脏，练精易形。先生之方能若是，则太子可生也。"终日，扁鹊仰天叹曰："越人之为方也，不待切脉望色听声写形，言病之所在。闻病之阳，论得其阴；闻病之阴，论得其阳。病应见于大表，不出千里，决者至众，不可曲止也。试入诊太子，当闻其耳鸣而鼻张，循其两股以至于阴，当尚温也。"

这段文字很有医学科研价值，必须是学习掌握古典中医医术的人才可以准确翻译出来，也是迄今为止唯一可以说明扁鹊高超医术的真实文字记载。

在我国五千多年的历史长河中，通过考古挖掘，展现出了中华民族在人类历史上罕见的各式各样的创造发明和奇人轶事，展现出了中华民族在政治、经济、文化等各方面的耀眼光芒。可以说"扁鹊医道"在我国历史上的存在和功绩，是任何人都不可能否定的历史事实和不可抹去的一抹亮丽光辉。

第六章　扁鹊学派的"三部九候"诊法

有文字记载，先秦时期，中医的脉诊是三部九候诊法，即在诊病时，须按切全身包括头颈部、上肢、下肢及躯体的脉。实际上指的就是我们现在一直说"平脉查体"全身经络穴位检查的中医体检方法。

作为一名中医，我们需要搞明白诊脉诊是什么，扎针到底扎的是什么。这都要提到一个"阴阳腧穴"的概念。古人在《灵枢·九针十二原》曾提到扎针的技术，"如拔刺，如解结，如雪污，如决闭"，且一定要刺到"原点"上。所以这个"原点"一定是"如刺、如结、如闭"，有一定的物质形态基础。

古语中有这样一段话，"平人者，不病，上下相应俱往来也，六就之脉不结动也，本末之寒温相守司也"。这是从"实验中医学"角度开展健康体检的一段经典论述。"结"和"动"，"寒"和"热"，这些客观存在的疾病外部特征穴位反应，通过检查才能发现。它们在人体生命活动中起着非同小可的联通和诊断治疗作用，"实验中医学"最早就是借助这样一些检查手段来了解人体健康状况和观察各种疾病变化的。

脉诊在一般人看来，指的就是"寸口"脉诊，而且很神圣，无限扩大它的作用。专业地说，脉象泛指所有的穴位反应，脉诊泛指所有的穴位反应检查。"寸口"脉部位只不过是血脉流经"寸口"部位时遇到一个高骨，在这个部位形成了"波澜"。有病的情况下，就可以诊察出不同尺寸部位、不同层次的脉象特征改变，所以就可以诊察"有过之脉"。

特别有意思的是，这个部位可以同时观察到全身的穴位反应变化，所以被称之为"脉之大会"。事实上依据这样的诊察原理全身很多部位都具有这样的一些功能，但由于所处的位置和许多生理条件的限制，所以"寸口"部位就得天独厚地成为"法定"的脉诊部位。

记载在《黄帝内经》里的"平脉查体"医学模式，一直没有被后世注释者们明确地记录在自己著作里，所以一直不被学术界认识和了解。然而"平脉查体"诊病方法，却是我们祖先用人体最简单的方法获取的最不简单的科研成果，彻底改变了中国医学的面貌。

作者为了区别这中间的许多概念问题，用了"古典中医""现代中医"，以及"扁鹊医道"的概念。中医"平脉查体"是医疗之根本，"扁鹊医道"是主要的医学理论体系，是中医主流教育之基本教学内容。

"脉诀"和《脉诀》一书的名字，在各个朝代的典籍书目中都被引用。而现在，书中具体内容我们已经看不到了。但从很多方面推测，基本内容和主题思想，其中最核心的内容，都是在讲"平脉查体"。

现今人们还是当王叔和《脉经》为经典，传抄着李时珍的《濒湖脉学》，对今后学习、普及和推广"古典脉法"是一个极大的障碍。其实，让现在的学生学习"脉诊"，首先需要将"脉诊"的道理和基本要求讲清楚。现今中医教学上的"诊法"部分，只是讲了一点皮毛的东西，也还是照着之前"摸脉、切脉、号脉"的概念和方法去做，对"平脉查体"的相关概念了解甚少，所以，今后学习、普及和推广"古典脉法"还有很长的路要走。

考究"扁鹊医道"，首先要把中医治病的科学原理搞清楚。小时候，作者跟随河南的一位叫王增寿的医生学扎针。当时扎针靠经验，效果很明显，但他说不出扎针扎什么。他扎针很用劲，他有一套手法扎针的技术，针刺前用手要狠狠按压一下。当时翻了翻他给我的《新针灸学》，西学中的朱琏医生首先提到的是神经，她还提到血管，现在看来他们始终把扎针看成是扎现代医学所说的解剖概念的组织结构。

有关"平脉辨经"这方面的内容。通过对《黄帝内经》蕴含的医学道理的体会和摸索，"查体"的许多技术真谛和技术奥妙，已经基本被掌握。张仲景《伤寒杂病论》一书介绍的"平脉法"，也多是在这一方面有所提示。

古人谈论腧穴，认为它是关乎人类生存的话题。大地有磁场，已经得到证明，如果通过大量医学科学实验可以证明人的体表反应经络穴位上有磁场，可能对推动医学发展有重大意义。

"平脉查体"医学模式，从"与时俱进"来说，它是一个极具现代医学特色和时代特征的"超能"医学模式。只要检查得出来，就等于找到了病根，所有病变就有了根治的机会。

第七章 "法象用药"的金元医学时代

《灵枢》有一句话说"凡刺之道，毕于终始"。人体体表的腧穴，始终在变化之中，从疾病开始形成，到最后痊愈，都处在规律性地发展变化之中。每一个穴位反应，跟人体十二经脉都有联系，它们始终是观察疾病一个最重要的客观依据。

《黄帝内经》在论述到脉诊形成原理时，曾多次用到"始于一、终于九"这个概念。这句话是仅存于世能够说明"医学数码"始于"河图、洛书"的解释。原话的意思是，从人们观察到的人体疾病反应这一规律来说，集中到一点，是一个"寸口脉"的"脉动"点，放大到全身（比喻九州、九个区域），就是"寸口"脉被放大到一个人体"平面图"上，也就是一个反映全身整体性经络穴位反应的图像系统。

清末民国初年的许多知识分子学习了西医，误解了中医，以为中医只是摸"寸口"脉，不查经络穴位，凭问诊看病，一辈一辈传承的都是经验类型的知识。

回顾中医药的发展和历史沿革，在数千年的历史演变中，医学跟整个中华民族命运一样，几经战乱，不断渗透入许多西方文化思潮，使中医雪上加霜，特色几乎丢失殆尽。

就以"针刺"这门学问为例，在中华人民共和国成立初期，以朱琏为代表的新针灸学派曾在世界掀起一阵针灸热潮。20世纪50年代后又开始经络实质研究，后毛泽东同志指示把医疗重点放到农村，搞"一根针、一把草"、赤脚医生、合作医疗。再到后来中药"穴位注射""针刺捅开聋哑禁区""快速针刺法"在全国推广。政府围绕合作医疗，实现全民医保曾多次想从针刺经络这方面寻找突破口，最终还是因为基础研究滞后，基础研究没有取得重大突破而导致停滞不前。

在这一朴素唯物论思想的指导下，从理论再到实践，建立了通过"寸口"脉象，分析检查全身穴位反应的"平脉查体"医疗活动。"寸口"部位为"脉之大会"的结论，得以从实践中再一次证实。体现中华医药完整理论体系的"藏象"学说得以最终建立，也是"六气、六腑，五脏、五行，阴阳、四时，水火升降，得以有象"的根据。

第八章　需要重新编写的"中国医学史"

历史上的古典中医，跟现在的西医一样，诊病治病，非常客观科学，而传承到现代逐渐变成经验医学，可以从一些大人物、大朝代的名人著述中看出来。

盛唐时期的孙思邈后来被封为药王爷，孙思邈著《备急千金要方》，虽章节中有关脉诊诊候的记载，有十二脏腑辨证提纲和部分平脉辨经内容，他本人在诊候中也有"人秉天地而生"之辞，也讲到"夫欲理病，先察其源"；但具体讲起来，跟张仲景平脉法中"欲知其源，先察其本，本之不齐，在人体躯"大相径庭。书中总论部分有五脏脉特征，然伤寒、杂病、虚损、妇儿诸章节，方治在先，已喧宾夺主，所以孙思邈的书也只能说成是传承方治之学的书。

宋《圣济总录》比较完整地总结了运气六十甲子乙丑疾病流行的规律，详细讲述五脏发病的规律，并且用图表示，别出心裁，前无古人，但书中仍然忽视了对脉诊查穴医疗分经用药规律方面的强调。

金元时期，由于出现了张元素、李东垣、罗谦甫、王海藏等倡导"查体医疗、分经用药"的新医学理论门派，因而呈现出了金元四大家兴旺发达的局面。但由于没能从根本上形成脉诊查穴、依据经络体征处方用药的大气候大环境，又适逢国家动乱，金元时期这一昌盛的局面只能兴盛一时。

明清有不少有卓著贡献的医家，穴位治疗见长的《针灸聚英》《针灸大成》《外科大成》。特别是张景岳、陈修园、傅青主等一大批医学精英相继出现，但并没有完整继承脉诊查体医疗的医家，也没有相类似的专著流传于世。

王叔和编撰《脉经》引用了《难经》《伤寒杂病论》诸书的内容。本来《难经》《伤寒杂病论》书中有相当部分关于"平脉辨经"的内容，经王叔和一编，后人学起来只注意到脉象主病，"平脉辨经"的概念没有了。所以传到李时珍《濒湖脉学》更没有一字提到"平脉辨经"，等于传到李时珍这儿脉诊便不是原本的脉诊方法了。

《汤液经法》《神农本草经》《明堂图经》这三本书是每一位医者临证的指南，最重要的《汤液经法》被人收藏后再无真迹。陶弘景证类本草保留了《神农本草经》的大部分内容，张仲景伤寒杂病论保留了《汤液经法》的部分内容，皇甫谧《针灸甲乙经》保留了《明堂图经》的部分内容。

按脉诊原理，脉象是活的、动态的，不是固定的。不能死记硬背别人身上什么穴主什么病。不能谈什么永恒的主什么病。"明堂"有平面图的意思，可以借此仔细辨别反应穴位的位置，但操作时不能直接对着经穴图针灸。

现代中医忽弃脉诊查体阴阳辨证，成为经验医学这是必须承认的。在中华人民共和国成立初期，任应秋、蒲辅周和当时一大批中医专家在编写《中医基础理论》等中医教材中，也没有将"阴阳、五行"解释为具体的穴位脉象反应，而是冠以别出心裁的名词解释。

对于被历代倍加推崇的"三坟"医学著作，也就是今天我们常讲的"四大经典"之类，历来争议很大。从我们临床需要掌握的基本医学知识来看，《孔疏》中引用早年的一些说法认为，"三坟"巨著应该是《黄帝针经》（也就是《素问》和《灵枢》）、《神农本草经》《素女脉诀》（又称《天子脉诀》）。因为历史的原因，《黄帝内经》与《黄帝外经》的概念发生了混乱。从内容看，《黄帝内经》指的是《素问》，《黄帝外经》指的是《灵枢》。历史上的"四大经典"，所谓"三坟"巨著《黄帝针经》（《素问》《灵枢》）、《黄帝脉诀》说法比较混乱。《神农本草经》也被之后的"四大经典"之说所遗漏。有人认为四大经典是《黄帝内经》《神农本草经》《伤寒论》与《金匮要略》，更是错误。

第九章 《神农本草经》的"归经用药"思想

《神农本草经》作为经典，其中有很多宝贵的值得传承的用药方法。书中药品分上、中、下三品：去邪治病，用毒品，毒品列为下品；毒性次一点的，列为中品；药性温和、无毒的，列为上品。东汉以后，到两晋、南北朝，乃至隋唐明清，特别是李时珍《本草纲目》，没有认识到古人设置基本药物的意义，使得前朝业已厘定的"基本"药物概念被淡化。经典中医的"基本药物"的用药原则逐渐被抛弃。

有一种说法，《本草经》者，神农之所作，而不经见。其《淮南子》之言，神农尝百草之滋味，一日遇七十毒。是知此书乃上古圣贤，具生知之智，故能辨天下品物之性味，合世人疾病之所宜。

《神农本草经》中的"本草"一词，本身具有"基本药物"的含义。后人由于不懂得经典的医药概念，从前人的药方中，不断抄袭某些药物的"主治"和"适应病症"，所以后世以"本草"命名的书籍，"本草"不再含有"基本药物"的意义。

又关于"本草"之名，尝读《帝王世纪》曰：黄帝使岐伯"尝味草木"，定《本草经》，造医方，以疗众疾。则知"本草"之名自黄帝、岐伯始。

只是《平帝纪》有记载，元始五年，举天下通知"方术、本草"者，所在轺传，遣诣京师，此但见"本草"本草之名，终不能断自何代而作。

又有说法，《世本》曰：神农尝百草以和药济人。《楼护传》称"护"少诵"医经、本草、方术"数十万言，"本草"之名盖见于此。

又论言：夫天地既判，生万物者，惟五气尔。五气定位，则五味生。五味生，则千变万化，至于不可穷已。故曰生物者气也，成之者味也。以奇生则成而偶，以偶生则成而奇。寒气坚，故其味可用以软；热气软，故其味可用以坚；风气散，故其味可用以收；燥气收，故其味可用以散；土者冲气之所生，冲气则无所不和，故其味可用以缓；气坚则壮，故苦可以养气。脉软则和，故咸可以养脉。骨收则强，故酸可以养骨。筋散则不挛，故辛可以养筋。肉缓则不壅，故甘可以养肉。坚之而后可以软，收之而后可以散。欲缓则用甘，不欲则弗用，用之不可太过，太过亦病矣。

又治病有八要，若八要不审，病不能去。非病不去，无可去之术也。故须审辨八要，庶不违误。其一曰虚，五虚是也（脉细、皮寒、气少、泻痢前后、饮食不入，此为五虚）。二曰实，五实是也（脉盛、皮热、腹胀、前后不通、闷瞀、此五实也）。三曰冷，脏腑受其积冷是也。四曰热，脏腑受其积热是也。五曰邪，非脏腑正病也。六曰正，非外邪所中也。七曰内，病不在外也。八曰外，病不在内也。

既先审此八要，参知六脉，审度所起之源，继以望闻问切加诸病者，未有不可治之疾也。

古人讲，夫不可治者有六失：失于不审，失于不信，失于过时，失于不择医，失于不识病，失于不知药。六失之中，有一于此，即为难治。

还有说法，对后世用药的杂乱的说法，"非只医家之罪，亦病家之罪也"。需要指出的是，后世介绍药性，很多性味介绍方面跟《神农本草经》不同。比如古籍中记载，白术苦温，厚朴咸温，大黄咸寒，枳实酸寒等。而我们今天所能看到的是"白术甘温，厚朴苦温，大黄苦寒，枳实苦寒"等，大部分药性部分都跟古医籍记载有很大不同。

古籍对药性评价常用辛、甘、苦、酸、咸来归纳，其中有微酸、微苦、微甘、微辛、微咸之分。对药性评价常用寒、热、温、凉、来归纳，其中有大寒、大热之分，微热、微寒、微凉、微温之分。同样一味药的药性有的说成辛甘，有的说成苦甘。有的药性辛平写成味辛性平，有的药性苦平写成味苦性平，有的药性酸平写成味酸性平。看似平常，实际上概念不同。这个平，是说药性的苦味或者酸味不是很苦、不是很酸，处在一个平均值上边，而不能说成是平性。药性"寒热温凉"不能说成"寒热温平"。

特别需要指出的是，古代以穴位治病为主，不得已才用药品，或者穴位治疗配合药品。自古药品、食品是分不开的。有许多食品经常会被调配在药方中。作为治病的药品，不单是去邪，还有扶正，补养与推理结合在一起，这才是中医特色。

《周礼天官》记载了这一事实，"医师掌医之政令，聚毒药以供医事"。特别有几句值得提醒给后人的话，"以五味五谷，麻黍稷麦豆；五药，草木虫石谷"为医药治病之品。自古医药不分家，到了殷商时期有了进步，药物学相应得到突飞猛进发展，说明在商周时期中华医药在医药技术上已经达到一个很高的水平。

讲到《神农本草经》的用药思想，李时珍《本草纲目》序言中有一段很有意义的话，作者引经据典说，"伏念《本草》一书，关系颇重，后世注解群氏，谬误亦多""昔炎黄辨百谷，尝百草，而分别气味之良毒；轩辕师岐伯、遵伯高，而剖析经络之本标，遂有《神农本草》三卷"。

由此我们可以了解到，在经典中医的时代，中药治病是穴位治疗的替代品，用药最根本的一条，是要药物参与到"经络反应"过程中去，达到一个"开腠理，致津液，疏通经络之气"的目的。

疾病治疗需要了解其规律性，然而疾病的规律性体现在穴位反应之中。在归经理论中，古人将生物之间，生物与人体之间建立的这种抽象的阴阳关系，通过穴位反应的规律性统一了起来，为其作为穴位治疗的替代品奠定了基础。

第四篇 中国道教文化信仰和中医考古

第一章 "伏羲画八卦"背后的中医故事

古有"伏羲画八卦，黄帝制九针"之说，说明中国传统古典中医产生的年代非常久远。《史记·帝王世纪》记载说，"伏羲画八卦""所以六气，六腑，五脏，五行，阴阳，四时，水火升降，得以有象，百病之理，得以类推"。

在这里有一个关键词需要特别注意，因为有了"伏羲画八卦"在医学和生命科学研究方面的成就，所以"百病之理，得以类推"等等。又有记载，在"伏羲画八卦"之后，"神农乃尝味百药而黄帝制九针以拯天枉"。可见，神农尝百草和"黄帝制九针"都是在"伏羲画八卦"之后，"伏羲画八卦"在中国医学发展史上有着非比寻常的重大意义。

可以这么说，中医起源，开始是发现了"腧穴"等疾病反应这一现象，又发现了具有一定规律性的"反应腧穴"的寒、热、虚、实客观体征。画这些表示穴位反应的"特殊符号"就叫"画八卦"。因为伏羲作为当时的领袖，所以称"伏羲画八卦"。由此可以看出，"伏羲画八卦"是在当年脉象和穴位反应这一诊病治病技术上和理论上的一次升华和飞跃。

在这里同时出现了三句话，"伏羲画八卦，黄帝制九针，神农尝百草"。仔细分析，这些话都关乎"医药"和百姓治病的事。就说"卦"字这个象形字的含意。"卦"字首先有个像人体脊柱的左偏旁，右边上画了一调竖线，表示脊柱旁有一条经脉线走过，在线上点出了一个点，指的就是一个穴位反应点。可以肯定地说，古人从造字开始，"卦"字就有代表人体疾病、健康和医疗活动的意思。

标志穴位反应体征的"画卦"，是中国人创立的藏象医学的重要科学印记。代表"邪实"的三杠连起来，代表"正虚"的三杠中间断开。

说到"河出图、洛出书"以及"伏羲画八卦"，当年我们的祖先从自身病变过程中，体会出寒、热、虚、实各种反应的时候，再看到"灵龟背甲"和"斑马旋毛"的特殊图案时，受到这些"数字图案"的启发，很快改变了自己之前对于医学和生命科学的认知，甚至一下子在人们脑海里呈现出了一些可以表示穴位反应轻重和分布方位的"八卦"图像概念，进一步演化，就有了"戴九履一，左三右四，二七为肩，六八为足"的"九宫八卦"的"太极"图案。再后来，这些来源于"穴位治病规律"的数学概念和医疗模式，被进一步演化成《周易》"六十四卦"以及门类众多的"阴阳五行"推算公式。

第二章　中国道教神仙的人文医学信仰

道教与道家，是截决然不同的两码事。道家所讲的道学不是宗教。道学的天，指现实的宇宙，又指神仙所居之所。道学的地，指现实的地球和万物，又指鬼魂受难之地狱。道学的人认为，人之一言一行，当奉行人道、人德。道学自创立，以"伏羲、周公、孔子"三位圣贤为创立人。

神仙，同样是"道学、道教"教义思想的代表人物和偶像人物。从健康的角度，特别是以"古典医学"的养生方法和理念为依托，带着"修炼真人""长生不死"的目的出现，去"突破常规"寻找长生不老之药等。据说历史上，齐威王、齐宣王和燕昭王，秦始皇、汉武帝等，都曾派方士到海上"神山"寻求神仙不老药。

关于神仙道教的产生，据说起始于黄帝。黄帝晚年时因发现自己的衰老而苦恼，后来同"浮丘公"谈话中得知，"世间万物皆有生死循环，唯有神仙才能长生不老"。因此，他便萌生了追寻长生不老境界的想法。

在中国古代，因为医学的空前发展，促成了整个民族文化的发展。为了健康和长寿，古代曾经有一个可以上溯到远古原始社会时期的历史久远的神仙信仰。

比如《史记》对于轩辕黄帝的记载。黄帝生活在上古时代，因为出生于轩辕之丘，所以号轩辕氏。因其生活的地方的土地是黄色的，皮肤是黄色的，故登位后称为"黄帝"。

在司马迁的《史记》中写道："以土德王，故号黄帝。"其在位期间创造了各种文化，故被后人尊为"人文初祖"。流传后世还有一个故事，黄帝听说崆峒山住着一位活了一千二百多岁的神仙广成子，就去向他问道。广成子告诉他，要保持心境平和，清静无为，坚持修炼，方能与日月同辉，与天地共存。黄帝听了广成子的话大受启发，自此跟随广成子学道。后为救百姓而要炼丹，在铸鼎鼎成时，黄龙天降，迎黄帝升天。

"灵魂"是人类一种精神寄托的外在表现。人体有了健康的体魄，"灵魂"就会跟随五脏系统存在。然而一些严重病变以后，人就会失魂落魄。当年我们的古人，在"反应腧穴"控制精神病等神奇治病效果的影响之下，相应地产生了"鬼神"崇拜。甚至一些先民们将"日月星辰、风雨雷电、山川河岳"皆视为有"神灵"主宰，因而产生敬畏。这些就是古代神仙信仰产生的根源。

我国古代先民认为万物有灵，进而产生了对自然的崇拜，对灵魂的崇拜，对祖先的崇拜。因此可以说，我国独有的道教神仙信仰，最早始于黄帝时期，在汉末、魏晋时期，是它发展的重要时期。沿袭而下，到东汉中晚期，道教神仙信仰日趋兴盛。历史上最著名的方士，有宋毋忌、正伯侨、邹衍、徐福、卢生、李少君等人。

"道术"是道教教徒实践"天道"的重要宗教行为，比如他们提倡的"外丹、内丹、服食和房中术"等。可以肯定地说，早期道教，第一来源于古代宗教和民间巫术，第二来源于战国至秦汉的神仙传说与方士方术，第三来源于先秦老庄哲学和秦汉道家学说，第四来源于儒学与阴阳五行思想，第五来源于古代医学与体育卫生知识。

还有一点，道教教义中，虽有道学成分，但远远不足以代表道学精神，远远不足以传达老庄思想。

"道术"一词，与"方术""方伎"是一个意思。道教中人，也有人称其为"仙术"。"道学"主张利用"打坐、修炼、武学、食疗"等各种方法，以培养自己的完美人格。"道术"很多是通过"食饵、筑基、玄典、拳法、符咒"等方法来修炼"肉体"与"精神情操"，借此达到自己的身心健康。

然而在"道教"所从事的"道术"内容方面，还有一些比如"占卜、禁咒、内丹、外丹、炉火黄白、辟谷、房中、仙药、服气"等操作。

外丹，指用丹炉或鼎烧炼铅汞等矿石，制作人服后能"长生不老"的丹药。

内丹，为行气、导引、呼吸吐纳之类的总称。指以人体为炉鼎，使精气神在体内凝结成丹而达到"长生不老"的目的。

还需要指出的是，道教是崇拜多神的宗教，古代道学源于中国古代原始宗教的崇拜。因此古代"天、地、日、月、星辰、雷、电、风、雨、山川、河流"等都作为信仰对象，神化并加以崇拜。

我们常说的"二十八宿"与"青龙、朱雀、白虎、玄武"，都是从气象医学"人体平面设计"中，观察和发现的"天人合一"的重要天文知识和重要医学研究资料。

"二十八宿"中，东方七宿（角、亢、氏、房、心、尾、箕）组成龙形，称青龙；南方七宿（井、鬼、柳、星、张、翼、轸）组成鸟形，称朱雀；西方七宿（奎、娄、胃、昴、毕、觜、参）组成虎形，称白虎；北方七宿（斗、牛、女、虚、危、室、壁）组成龟形，称玄武。

在不断推行的古典中医"平脉查体"医疗中，对以上这些知识的了解，会让人们更加了解"天人合一"这些古代人心中的健康理念。

中国历史上，还有有一位研究自然科学、研究社会管理的著名人物"老子"，在他的《道德经》一书中，认为天地万物都由"道"而派生的自然科学观。所谓"道生一，一生二，二生三，三生万物"。

以上这些源自"医"，又区别于"医"的"道学"和"道教"，同样是中华医药文化的一个重要组成部分。在进入新时代的今天，对"道学"和"道教"文化，要从医学的角度、健康的角度去看待，去其糟粕，取其精华，团结一切爱好中华文化的人们，共同为健康中国建设贡献力量。

第三章　从"脉象"到"太极"的医学科研活动

历史以来，"道家"一再宣扬"太极"的神秘，似乎它有无穷的魅力。然就"太极"的基本概念，一般可以这么去理解，广义的"太极"，指大自然界广袤空间磁场里，所集合起来的大量能量和信息传递。狭义的"太极"，指人体这个小宇宙空间里，反应穴位所集中起来的"脉电"信息传递。通俗一点讲，就是指"能集中全身穴位反应"到"寸口脉"这个部位的生物电磁活动。古人把"脉口"这个集中全身反应的部位称为"太极"。

在人体是一个大磁场的基本概念指导之下，古代医者，经过数千年的医疗实践，"仰以观天、俯以察地、中以观人"，观察到从大脑皮层高级神经中枢延伸到各个皮肤部位的网络结构中，每一个疾病状态下的反应穴位之间都是联网的。每一个反应腧穴部位，都可能呈现出一个具有"电活动"和"电生理"特征的穴位反应体征。他们从一个个具有"极象"特征的"穴电位点"观察，到具有"极象"特征的"脉电位点"观察，把这个都会朝向"寸口"部位的"脉诊"部位，叫作"太极"部位。意思是说，古人经过长期观察，发现疾病过程中全身各部位的反应穴位的反应情况很特别，都会集中在位于前臂屈侧的"寸口脉"部位，所以对这个"寸口脉"部位，就用了"太极"这样的概念加以称呼。

流传千古的"太极图"，本指一张人体"平面设计图"。一张古时候研究医学生命科学规律的"推算图"。简单地说，这是个从"脉象"到"太极"的医学科研活动中所取得的重要科研成果。这个能够集中观察全身各部位的反应穴位虚实的部位，就叫"太极"。

中国古人研究观察宇宙，巧妙地从"阴阳"的概念入手，把"天体大宇宙"缩小到"人体小宇宙"来分析观察，再通过"人体小宇宙"的分析观察和测量，推算出"天体大宇宙"的相关数据。

据说，当年的医学研究工作者们自从了解了"太极"这个概念之后，接受了"天人相应"的理念等，对于自身生命的认识大大地前进了一步。应用"太极"理论能够比较完美地解释医学和生命科学的普遍规律，其丰硕成果体现在医学和生命科学的方方面面。

古人认为，"天地人"完全紧密地联系在一起。对于诞生生命的地球来说，有许多规律可循。人们在"方位、风水"方面，开始了大范围的研究，从中推算出了"六十年轮回""二十四节气"等大量有关"天文知识、地理知识、疾病规律知识"的数据。

如今我们在对中华民族五千年医药文化进行考古的时候，我们有许多疑惑需要处理。"脉诊"在古代泛指所有的反应穴位检查，今天大家所看到的只是把"寸口脉"这个"脉口"检查叫"脉诊"。然而在五千多年前，古代的这些科学精英，超前的医学思维，从天体宇宙间找到了人体科学的真谛，从动物身上看到人体科学的奥妙，找到医学和生命科学研究的方向，找到了医疗工作的方向，总结出了"平脉查体"这个中医医疗工作的根本。

随着医学研究的深入和千百万次的医疗实践，体表上的反应穴位，便有了一个符合它"性能和客观存在"的名字，这就是"腧穴"。

让今天的医生觉得神奇的是"腧穴"本身所具有的特殊属性。人体有病变的情况下，"腧穴"就会出现"隆起肿满、虚陷松软、坚紧实硬"的不同反应体征。随着病变的性质不同和病情变化，还会不断地发生着"层次和深浅程度、坚紧程度"的变化。因此从医学科学发展的角度，就需要对这些成果进行图形和图案示意设计，这样一个图案设计和绘画过程就叫"画八卦"。

以上解释就会让大家明白，在中医考古方面，一个代表了"腧穴"内部层次变化的图案设计，叫"画八卦"，一个能体现"寸口脉"集中观察全身穴位反应变化的图案设计，叫"太极图"。

如今当我们重新认识和了解古典的"太极"医学理论的真实含义和用途的时候，我们一定会觉得我们中华民族的祖先特别伟大。一个具有五千年医学科研历程和发展历史的古典中华医药文化，必须加以弘扬，加以传承。

疾病治疗是我们先祖从事医学研究的动力。有病变的时候，体表就会出现一系列的穴位反应。数千年的经验积累，并给它定了个"腧穴"的名称。"腧"同"输"，意思是从体内藏器，应激和反应出来的穴位部位。后世的一些医家，在自己的著作中记载了许多的反应穴位部位，之后又被陆续归纳到相关经络部位上，渐渐在人们心目中就有了"经穴"的概念出现，后世医生大都依照这些穴位给人针灸治病。然而，针对某一病变，这些"经穴"部位并不是准确的针刺或者艾灸治疗部位，只是可以借鉴的前人经验。

值得我们重视的是，"腧穴"检查到进入"经脉系统"检查，再被宏观到进入"寸口脉诊"检查，也就是进入到"立体"层面的检查，这是一次次的飞跃。还有值得欣慰的是，中国人的经络理论形成，同时借助和受到了"河出图、洛出书"的"数学模式"的启发。从"寸口脉"能集中观察全身"腧穴"反应情况的"太极"理论开始，"脉诊"和相关脉诊技术，一开始就有"上、中、下""前、后"与"左、右"的分别。"脉诊"最基本的技术要求，就是要通过"平脉"过程分辨出"病位在上、病位在下、病位在中"，或"病位在左、病位在右"等。"寸口脉"涵盖并呈现出了所有疾病过程中"点"和"面"到"立体"层面的反应情况，所以称之"太极"。

另外，中国古人为什么要祭拜山神？古时候人们祭拜山神，原由是古人重视养生和健康，所以，在中华民族的文化符号中，会有"东岳、西岳、南岳、北岳"这些概念出现。

需要说明的是，中国上古时期，由于对经络研究的深入，终于发现疾病过程中的反应腧穴，都是一个个的"电位点"。发现大地有磁场，人体也有磁场，在大地之上有"高凸的山脉"磁场更强。也就是说，人体体表高凸的"反应腧穴"，跟大地之上"高凸的山脉"很相像。所以便意识到这样的"山脉"和"地磁"对于人体生命和健康的重要。"脉诊"就是借鉴这样的"电位点"之间"电活动"的规律总结出来的。

另外，古人把健康养生的活动空间延伸到了大地之上的"山脉"，我们还可以找到这样一条证据。在造字之初，"山脉"的"脉"，跟人体穴位的"脉"，为什么统统都用相同的一个"脉"字，原因在于"血脉"跟"山脉"通过"磁场效应"，都跟人体健康有密切联系的缘故。

第四章 "太极图"

在历史上，据说从"太极"到一张"太极图"的设计完成，是藏象医学研究的重大突破，一下子改变了当时的医学面貌，所以举行了隆重的庆典活动。人们觉得解释生命科学道理离不开"太极"理论，象征健康离不开"太极"理论，指导医疗活动离不开"太极"理论。而且直到后来还逐步改变了中国人的信仰和生活方式，比如说"龟甲占卜"、《周易》推算等预测学的出现。

有资料显示，在人们认识了"腧穴"本性的基础上，从"病候学"的角度能看得出来，一种病痛可能影响到很多穴位部位，很多穴位部位可以连成一条线，如此众多的穴位部位和连成如此众多的线条，这样的工作古人称它为"端络经脉"。"端络"过程"纵向"的有经脉，"横向"的也有"络脉"。一个人体体表的经络线，就像地球上的"经纬线"一样可以把发生在某某部位的反应穴位"标注"出来。每一个反应穴位的出现，古人叫它"脉动"。人体体表的"脉动"，跟地球上的"地震"一样，地震就是地球的"脉动"。所以古人设置的"十二经脉"，不是人体存在的"实线"，而是人为设置的"虚线"，经络没有什么"实质"可言。

在人们认识了"经络"都是一条条"虚线"之后，另一个理论概念随之出现。这就是"腧穴"从一个"点"飞跃到一个"线"，再下来就是从一个"线"向"面"的飞跃。用"几何和数学"的概念去解释，就是由"点"向"平面"再向"立体"层面的深入和理论概念的飞跃。

在《素问·灵兰秘典论》篇有一段文字记载，"至道在微，变化无穷，孰知其原""窘乎哉！消者瞿瞿，孰知其要，闵闵之当，孰者为良"；是"精光之道，大圣之业，而宣明大道，非斋戒择吉日，不敢受也"。"黄帝乃择吉日良兆，而藏灵兰之室，以传保焉"。

据说三皇五帝之前，人们已经对人体经络穴位反应和健康很重视了，在身上发现许多特别敏感和高出皮肤的包块组织，看到这些与健康有关的身上的包块，触动了人们的灵感。

在"太极"和这张"人体平面图"中，平面分布着天体二十八宿星座的位置，分布着四季二十四节气变化，分布着十二生肖图像，特别是人体十二条经脉也分布其上。图中首先有一个地理位置的定位问题，表示时空的"天干"，即"甲乙丙丁戊己庚辛壬癸"，表示地空的"地支"，即"子丑寅卯辰巳午未申酉戌亥"。表示五脏方位的，则图上：上为北方联系属水的肾脏，下为南方联系属火的心脏，左为东方联系属木的肝脏，右为西方联系属金的肺脏，中间为土联系属土的脾脏。

立体地看这张"太极图"，即"人体平面图"，表示"脉诊"联系下的"十二条经脉"环绕肢体一周。前有阳明，后有太阳，侧面为少阳。昼夜"十二个时辰"，夜半为子时，平旦为寅时，日中为午时，日落为酉时。表示"凡十一脏取决于胆"。胆气初升，一元复始，"肺主治节"，人体经脉从肺经开始运行。假如一位恶性肿瘤患者的气血循行，到某一部位发生阻滞，出现阻滞的部位，便为疾病"阴阳失调"的部位。在体表如果查找到这样的"阴阳失调"的相关反应部位，治疗就有了一定的目标和方向。

古人发明了通过"寸口脉"象来监测全身气血的变化，大概在上古时期，以上这些工作已经基本完成，所以才有"伏羲画八卦"的说法。

第五章　深入"四大经典"的考古发现

据资料考证，"医莫先于脉"。中医四大经典内容，始终围绕"脉诊"进行撰著，围绕"脉诊"经络穴位系统检查讲述着中医的理论基础。

现存唯一可以追溯到中医历史脉络的文献资料，就是《汉书艺文志》里《扁鹊脉经》等资料。如果能从现存《黄帝内经》等著作中对有关脉诊的内容进行考古发掘，或者详细阅读这些文献，并对这些脉学内容进行实践性知识还原，就大有可能对中医的起源和历史有深入了解。

"太乙天尊"是中国神仙排位里第一名的大神，他的原型就是轩辕黄帝时期的"扁鹊太乙子"。据考证，"扁鹊"自称"太乙子"，轩辕黄帝时期人，史书记载其代表著作有《太乙神明论》《扁鹊脉经》《扁鹊脉髓》等。在《汉书艺文志》里记载的还有《扁鹊内经》《扁鹊外经》。其中脉法方面有文字可考的有二十一篇，如《五色》《脉变》《揆度》《奇恒》《九针》《从容》《上经》《下经》《脉经上下篇》等。传说《黄帝内经》即以《素女脉诀》《太乙神明论》等为蓝本写成。

先从"寸口"脉诊进行考古发掘，《难经》开卷就说，为什么称"寸口"部位为"脉之大会"？回答是"寸口"能集中观察全身的反应穴位虚实寒热变化，所以称"寸口"为"脉之大会"。从这里可以看出，病变中能从体表观察到的"反应穴位"，就是中医形成的"源头"。

"天人合一"的"太极"理论，"集中脉口"的"反应穴位"，就是"太极"理论的形成的根基。

近年来，已经从地下挖掘出来了有关"天象"与"人象"的"四神云气图"。也就是历史上有关"二十八宿"星座，以及表示天体方位的"四个大的星座"的"东方青龙，西方白虎，南方朱雀，北方玄武"的记载。这是中华民族当年在观察人体体表"反应穴位"的医疗实践中，和天体运行规律中所呈现的"天人合一"自然现象中发现和取得的重大生命科学研究成果。也就是在此基础上，设计"罗盘"，进行"人体与天体"平面设计所取得的重大医学和生命科学研究成果。

《周易》是怎么出现的？作者通过对中医"四大经典"里有关脉学方面的内容进行深入分析，终于找到了答案。

比如对脉诊理论中一些反应穴位进行针刺治疗后进行跟踪观察，反复对穴位反应进行对照观察、临床验证和情景还原，就可以发现，在一个正在进行的医疗环境中，每当针刺对疾病过程中的反应穴位进行调理时，随着穴位反应"紧硬"层次的变化，"寸口"脉象马上就会发生变化。

"反应穴位"始终发生着"虚实寒热"的属性改变和"层次转换"的浅深层次改变。这些层次改变和层次转换，深浅轻重，很多时候跟《周易》里的"六十四爻"图像转变很相似。由此推论，"周公画爻"是借用了当时医学的科研成果，也就是当时对"腧穴"深浅层次转换的医学科研成果的借鉴。

由此我们把时间向前推移，通过对"周公画爻"的考古发掘，就可以将古典中医"扁鹊医道"形成的年代，向前推移到"殷商"之前的伏羲年代。

《周易》成书，分为两部分，前者是之前的"周公画爻""爻象"，后者是孔子"为易序辞"，最后才是我们现在所看到的《周易》。所以《周易》一书，对于中国古典中医"扁鹊医道"的形成和发展历史具有重大考古价值。

近年来的考古工作发现，从安徽繁昌人字洞、陕西蓝田上陈遗址、河北阳原马圈沟遗址、云南元谋人遗址等，旧石器时代早期的考古发现，包括对中医学经络腧穴的深入研究，证明中华医药的文明进步在世界上是相当超前的。

有关夏商周三代考古研究显示，夏王朝建立后形成都城面积达到二十多平方千米，比现在的安阳还大。还有数十年的中华文明探源工程实施的考古研究足以证明，距今五千多年前开始，中华民族就已成为世界上第一个医学文明大国。

据最新测年数据显示，中华大地出现人类文明特别是医学文明的年代，可追溯到一百八十万年至两百万年前，到了殷商西周时期已经达到了一个高峰。

第六章　从"巫医"过渡过来的"中华医药"

据资料记载，在中国医学形成和发展历史上，曾有一个"巫医"的时代。当时人们有疾病就去找"巫医"，所以他们是最受人们尊敬的人。据资料考证，早期的"巫医""上通天文，下通地理，中通人事"，他们都是精于"脉诊"和"穴位"治病的医生。特别是在古老的中华大地上，是"巫医"首先开展了人体疾病反应腧穴检查这一脉诊活动，开启了"气象医学"病理生理学和实验中医学的先河，所以"巫医"时代可以说是中国医学的早期时代。

同样可以说，"巫医"和那个"巫医时代"，就是中华文化形成的源头。后世的诸子百家学说，也由此开始。"巫医"带给后世最大的影响是看病必须要摸脉，"找穴位""点穴位"。

"点穴"，这种看似简单的治病方法，才真是最检验医生技术水平的。上古时期的"巫医"，把这一技术运用到极致，加上一些神秘的动作，对不懂这项技术的人来说，觉得简直是"装神"，是"糊弄人"，是"骗子"。所以从事"点穴"治病的医生被一步步

"丑化"。到后来，所谓的医生就是靠药治病，普通的扎扎针。所以包括古今一些被历史记载的名医在内，也说"信巫不信医，为一不治"。几乎是两三千年以来，"巫医"一词被完全"恶名化"，影响了中国医学的科学发展。

"针刺"这种微型手术刺法治病技术，有着高深的科学道理，现在沦为"扎针"，非常遗憾，这实在是屈解了中国古人的医疗智慧了。"灸法"是利用火攻的技术，烧灼反应穴位治病的一种自体免疫疗法。大多是通过艾火"灸焫"，甚至化脓，激活自身的免疫系统，这些都是当年"巫医"治病的重要发现和超前智慧。

在古人总结的治病方法中，穴位治疗为主，药物治疗为辅，药物是作为穴位治疗的替代品出现的。药物进行归经研究后，被赋予一定的"阴阳属性"，穴位的"阴阳属性"结合药物的"阴阳属性"来用药，这就叫"分经用药"，也叫"归经用药"。

自从"伏羲画八卦"，认为万物有灵，在一定程度上促进了人类医学和生命科学的文明发展。直至今天，人们对于"巫医"和"巫医时代"的某些作为，现代人还是很少理解，很少从医学和健康角度加以解释。进入新时代，我们必须对"巫医"和"巫医时代"所从事的工作、进一步去研究挖掘。对"气象医学"治病模式这种高深的医学科学治病方法，加以继承和弘扬。

现在我们可以看到，不少人得了精神病后服用药物治不好，扎针或用灸法烧烤穴位某局部，反而可以治好精神病。十三鬼穴是专治精神病的，如果心脑血管疾病之后留有后遗症，会经常看到病人情绪不正常，甚至心情不好时会有异常的精神症状出现，穴位治疗对癔症患者，精神分裂者都有意想不到的效果。

这里举一个病例说说反应腧穴穴位治疗的效果。2001年6月23日廊坊一女孩卢某某，17岁，河北省某初中学生。因受强度惊吓，昏迷四天五夜，在北京某医院治疗两次，一丝起色没有，经神经科推荐，又去了北京其他几所医院，都未得到有效治疗，且病情越来越重，在生命垂危的情况下，请作者治疗，10分钟可以说话，12小时可以吃饭。

《黄帝内经》基本是被完整流传下来的中医经典，在《素问·阴阳应象大论》篇中说："阴阳者，天地之道也，万物之纲纪，变化之父母，生杀之本始，神明之府也，治病必求于本。""神明"就是生命的代名词，一般指生命活动的外在表现。全面系统地学习了这篇文章后觉得这篇文章的中心思想，就是要说明这样一个很重要的医学观点：人的精神和意识形态改变跟反应穴位密切相关。从"巫医"到整个中华医药的发展，到"扁鹊学派"的成长，人们一直遵循"穴位反应"阴阳学说的理念治病。通过穴位反应，找到失调的阴阳部位，再来"平衡阴阳"，达到治病的目的。所以"扁鹊学派"是"治病必求于本"，是最地道的中医，是当之无愧的中国古典中医历史的传承人。

人类是宇宙间最有灵性的动物。"神明"之谜底如果被打开，对于生命科学的研究，对于精神病的治疗效果会有一个大的提高。"精神魂魄意志"全藏在"腧穴"上，而不是藏在大脑里，"腧穴阴阳"掌握着人的生杀大权。所以说"阴阳者，天地之道也，万物之纲纪，变化之父母，生杀之本始，神明之府也"。

人体患病是由于"心理因素"，恐慌或被其他病人身上的"邪气"侵犯和"干扰、干预"而形成的病变，需要"移精变气"即古籍里讲到的"祝由"治病的方法来治疗。这种有意转移思想，用意念移走病邪的做法很有推广价值，加上运用五脏"七情"制约，即"喜、怒、忧、思、悲、恐、惊"治病方法的应用，能够产生神奇的疗效。遗憾的是，一些统治阶级不重视医学科学研究，让占世界四分之一多的民族医药文化创新受到干扰。一些"内科医生"诬蔑、丑化和恶意攻击"巫医"，严重影响了中国古典中医气象医学的发展和进步。可以说"巫医"这一医药文化现象，被世人遗忘，是非常遗憾的事情。

需要指出的是，至今学术界很少有人能将"阴阳者，神明之府"这一句话理解清楚，很少能把"阴阳"与"穴位"联系起来。

第七章　金元时期的中医文化考古发现

我国金元时期一位信仰道家文化的著名医家刘河间，在他的书里有一些重要的中医文化历史和考古发现。刘河间对中医历史的回顾和评论，对今天我们的中医考古发掘工作很有帮助。下边结合他的这些文章中几段关键性文字内容，特别加以注释和解读，目的是从历史中记住我们中华医药从哪里来，应该向哪里去。

"夫医教者，源自伏羲，流于神农，注于黄帝。行于万世，合于无穷，本乎大道。法乎自然之理"。

释义：中国古典中医的形成和发展，"法乎自然之理"，是人类医学科学的先驱者们的共识。如果将太乙中医形成年代进行追溯，可以上溯到"伏羲、神农、黄帝"时期。

"孔安国序《尚书》曰：伏羲、神农、黄帝之书，谓之三坟，言大道也；少昊、颛顼、高辛、唐、虞之书，谓之五典，言常道也"。

释义：从孔安国为《尚书》所作的序言中可以看出伏羲、神农、黄帝之书，谓之三坟，言大道也。后世的书，就连少昊、颛顼、高辛、唐、虞之书，后世谓之五典，仍然谓之"常道"医学科学思维的高度有很长区别。由此就可以看出，古典中医是人类历史上最地道的医学科学。

"盖五典者，三坟之末也，非无大道，但专明治世之道。三坟者，五典之本也，非无常道，但以大道为体，常道为用，天下之能事毕矣。然而，玄机奥妙，圣意幽微，浩浩乎不可测。使之习者，虽贤智明哲之士，亦非轻易可得而悟矣"。

释义：从"三坟"著述的文字论述和书中内容来看，不像后世一些医家的著述那么具体，那么通俗易懂，所以传颂很少。比如后世医家"少昊、颛顼、高辛、唐、虞"之书，被称之"五典"。"五典者，三坟之末也，非无大道，但专明治世之道"。由于只讲了些具体的病状和治疗方法之类，内容比较浅显容易看懂，所以能被大量传颂阅读。

"洎乎周代，老氏以精大道，专为道教。孔子以精常道，专为儒教。由是儒、道二门之教著矣。归其祖，则三坟之教一焉。儒、道二教之书，比之三坟之经，则言象义理，昭然可据，而各得其一意也。故诸子百家，多为著述，所宗之者，庶博知焉"。

释义：若将后世"儒、道二教之书"，比之"三坟"之经，则"言象义理，昭然可据"，所以"诸子百家，多为著述""所宗之者，庶博知焉"，也是比较浅显的知识。

"呜呼！余之医教，自黄帝之后，二千五百有余年。汉末之魏，有南阳太守张机仲景，恤于生民多被伤寒之疾，损害横夭，因而辄考古经，以述《伤寒杂病方论》一十六卷。使后之学者，有可根据。然虽所论未备诸病，仍为道要，若能以意推之，则思过半矣。且所述者众，所习者多，故自仲景至今，甫仅千岁，凡著述医书，过往古者八九倍矣"。

释义：若将黄帝之书与二千五百余年之后的《伤寒杂病方论》一十六卷相比，更是"三坟之书者，大圣人之教也。法象天地，理合自然，本乎大道，言大道也"。所以近世医家对张仲景的书"所述者众，所习者多，故自仲景至今，甫仅千岁，凡著述医书，过往古者八九倍矣"。

以上文字说明一个问题，历史上的中医名家，对待同样一句话、同样一个名词概念，说法纷纭。因为都是在后世一步一步脱离经络穴位诊断治疗，脱离"平脉查体"医疗模式之后造成的误读、误解、误判。就跟"盲人说象"一样，各人都有各人不同的理解和解读。所以到了后世中医发展出现了严重脱离"平脉查体"这一根本和腧穴反应这一理论基础的问题，这不单影响了临床疗效，还严重造成中医的退化，影响了中医的科学发展。

第八章　梁陶弘景的道家文化和医学思想

梁陶弘景又称陶隐居，他在集注《神农本草经》序言中讲到，"昔炎黄辨百谷，尝百草"，轩辕"师岐伯、遵伯高，剖经络之本标"。意思是说，临床用药首先是从分别"百谷、百草"气味良毒开始的，而且是依据体表血脉"气息反应"用药。

以上边这段话可以看出，经典中医的临床用药，通过基本腧穴反应部位与属性的诊察判断，再上升到基本药物联系基本经络的诊察判断来分经用药。这就是古典中药学的治病概念和用药的基本思维过程。

根据陶弘景注解和考证殷商时期，伊尹《汤液经法》用药论要，药物要"归经"，药物要"归类"，药物要按二十五个"基本腧穴"配对成二十五类"基本药物"。并认为这就是《神农本草经》一书撰写的体例，撰著内容的核心指导思想。

大家知道，中药治病跟西药治病的原理大相径庭，所谓"调气之方，必别阴阳，定其中外，各守其乡。内者内治，外者外治，微者调之，其次平之，盛者夺之，汗者下之，寒热温凉，衰之以属"。所有用药理念，都建立在经络反应的基点上。

比如说"肝苦急，急食甘以缓之""肝欲散，急食辛以散之，用辛补之，酸泻之""心苦缓，急食酸以收之""心欲耎，急食咸以耎之，用咸补之""甘泻之。脾苦湿，急食苦以燥之""脾欲缓，急食甘以缓之，用苦泻之，甘补之""肺苦气上逆，急食苦以泄之""肺欲收，急食酸以收之，用酸补之，辛泻之""肾苦燥，急食辛以润之""欲坚，急食苦以坚之，用苦补之，咸泻之"。

比如说"毒药攻邪，五谷为养，五果为助，五畜为益，五菜为充，气味合而服之"。

"辛酸甘苦咸，各有所利，或散或收，或缓或急，或坚或耎，四时五脏，病随五味所宜也"。

以上这些都是商相伊尹演绎《神农本草经》而作《汤液经法》的有关用药原则。

书中记载大约在殷商前后的这一时期，古人在传染病防治方面，就已经归纳出了许多很成熟的防治办法，并且整理出了以下的用药原则：

"司天之气，风淫所胜，平以辛凉，佐以苦甘，以甘缓之，以酸泻之。热淫所胜，平以咸寒，佐以苦甘，以酸收之。湿淫所胜，平以苦热，佐以酸辛，以苦燥之，以淡泄之。湿上甚而热，治以苦温，佐以甘辛，以汗为故而止。火淫所胜，平以酸冷，佐以苦甘，以酸收之，以苦发之，以酸复之。热淫同。燥淫所胜，平以苦温，佐以酸辛，以苦下之。寒淫所胜，平以辛热，佐以甘苦，以咸泻之"。

"风淫于内，治以辛凉，佐以苦；以甘缓之，以辛散之。热淫于内，治以咸寒，佐以甘苦，以酸收之，以苦发之。湿淫于内，治以苦热，佐以酸淡，以苦燥之，以淡泄之。火淫于内，治以咸冷，佐以苦辛，以酸收之，以苦发之。燥淫于内，治以苦温，佐以甘辛，以苦下之。寒淫于内，治以甘热，佐以苦辛，以咸泻之，以辛润之，以苦坚之"。

再比如说，在药物性味阴阳划分方面：阳为气，阴为味；味厚者为阴，薄为阴之阳；气厚者为阳，薄为阳之阴。味厚则泄，薄则通；气薄则发泄，厚则发热。气味辛甘发散为阳，酸苦涌泄为阴。

比如说，"肝色青，宜食甘，粳米牛肉枣葵皆甘。心色赤，宜食酸，小豆犬肉李韭皆酸。肺色白，宜食苦，麦羊肉杏薤皆苦。脾色黄，宜食咸，大豆豕肉栗藿皆咸。肾色黑，宜食辛，黄黍鸡肉桃葱皆辛"。

中华古典中医药最初创立的用药治病方法，以及制药技术和实验观察方法，应用"阴阳属性"这个"公约数"，来找出疾病过程中的"基本腧穴"，再到"基本药物"。《汤液经法》一书所收载的秘传五脏补泻分经用药方剂和二十五味基本药物标本，用药都要先结合"本输"五腧穴"阴阳属性"，即"木、火、土、金、水"的属性划分，所以"药物、穴位"事先都要标注上"木、火、土、金、水"的代码符号。由此可以证明，古典中药治病理念，从本质上讲，就是穴位治疗的替代品。

前边说过《神农本草经》属于中医四大经典之一，南北朝时期的医家陶弘景在该书的序言中讲到了许多中医药起源和治病原理的事。大概是在殷商时期取得了从数千种药物中筛选出了 365 种 "基本药物" 的重大成果（从伊尹著《汤液经法》一书就可作为证明）。特别是 "本草" 研究和《汤液经法》依据经络体征分经用药的记载，都说明了这一点。

另外，据有关资料报道，早在距今一万年前，中华民族就有了 "五谷、五菜、五果、五畜" 的详细归纳和 "五行归类" 总结。有了药物 "归经" 的基本思路和经验。比如说 "十二生肖" 配 "十二个月" 再配 "十二经脉"，这些都是配套 "归经用药" 而设置的理论框架。

第九章　"经验用药"与古典中医"分经用药"

古典中医，提倡用药法象，也就是依据 "反应体征" 用药。古籍记载，所谓中药药物治病乃替代穴位治疗的替代品，也是采用的调和阴阳之法。比如先诊得某某经某某穴反应，知病犯何经，阳病阴治，阴病阳治，非西医专注有效成分之说，故有用药 "法象" 之说。目前所研制的中成药，与西药同类，很少纳入辨证论治之体系。

古语谓 "天有阴阳，风寒暑湿燥火，三阳三阴上奉之，温凉寒热四气是也。温热者，天之阳也；寒凉者，天之阴也，此乃天之阴阳也"。

"地有阴阳，金木水火土，生长化收藏。下应之，辛、甘、淡、酸、苦、咸，五味是也，皆象于地。辛甘淡者，地之阳也；酸苦咸者，地之阴也，此乃地之阴阳也"。

论昼夜之阴阳，"平旦至日中，天之阳，阳中之阳也；日中至黄昏，天之阳，阳中之阴也；合夜至鸡鸣，天之阴，阴中之阴也；鸡鸣至平旦，天之阴，阴中之阳也"。

论人之阴阳，"外为阳，内为阴"。人身之阴阳，"背为阳，腹为阴"。人身之脏腑中阴阳，"脏者为阴，腑者为阳。肝、心、脾、肺、肾五脏皆为阴，胆、胃、大肠、小肠、膀胱、三焦六腑皆为阳"。

"五脏之阴阳，背为阳，阳中之阳，心也；阳中之阴，肺也；腹为阴，阴中之阴，肾也，阴中之阳，肝也，阴中之至阴，脾也"。

故 "冬病在阴，夏病在阳，春病在阴，秋病在阳。皆视其所在，为施针石也"。

以此论之，中药与西药，都是为了治疗疾病而研制的药品，然而，中医与西医认识疾病的思路有很大区别，治病目的有很大不同。中国古代医生依据体表经络穴位反应用药，看病时关注的是体表的反应穴位，脉象也是一种穴位反应。大部分人笃信吃药能治病，没有把外治当回事。除了"迷信"手术外，西药在人们眼里被看作是主要治病方法，导致大部分综合医院中药房几乎被闲置，开中药逐渐向开成药方向转变。

近百年来成长起来的中医，不管年龄大小几乎都是从学习方剂开始看病的，检查患者身体后就能开出一个像样的处方来，这样的人已经很少了。

为了让人们了解中华医药早年形成发展真实历史，作者摘《左传》一小段文字作一说明。

《左传》引用医和的话说，"天有阴阳风雨晦明六气，降为五味，发为五色，徵为五声"。意思是人们认识到天气气候变化影响着人类和自然生态，来自自然生态的食品、药品，还有呈现在人体皮肤上的颜色，所发出的声音，都是大自然的馈赠和赐予。这是认识疾病规律和诊治疾病必不可少的医学常识。

《周礼·天官》中关于疡医也有一段话，讲出了"西周"时期人们对用药方面的一些基本常识。"凡药：以酸养骨，以辛养筋，以咸养脉，以苦养气"。这里所谓"养"，就是促进其功能活动，去除"骨脉筋皮肉"这些方面疾病痛苦的办法。

针对春、夏、秋、冬四季气候变化影响，书中讲到"春多酸，夏多苦，秋多辛，冬多咸"来进行膳食的选择。春用牛脂来改变膳食结构，夏用鱼脂来改变膳食结构，秋用鸡脂来改变膳食结构，冬用羊脂来改变膳食结构。这是通过动物的属性、人的五脏特性，加之结合季节变化所设计的饮食结构的一个例子。

在分经用药和引经药运用方面，所谓引经药，是指能引导药物直达病所起到引经报使作用的药物，夫五味入胃各归所喜，故酸先入肝，苦先入心，甘先入脾，辛先入肺，咸先入肾等论述。各经的引经药，如手足太阳经病的引经药为羌活、藁本，手足少阳经病的引经药为柴胡等。

下边就来介绍一点历史以来人们"经验用药"的一些资料。

上焦：位于三焦的上部，从咽喉至胸膈部分。《灵枢·营卫生会》："上焦出于胃上口，并咽以上贯膈，而布胸中。"其中包括了胸胁，还有心肺两个重要脏器。胸胁是厥阴、少阴分布之所，其中柴胡、香附为引经药，以此为引经药，运用于临床，能开郁散滞而通达上下，使肝经气血畅行。手太阴肺经引经药用桔梗、升麻、葱白、白芷；手少阴心经引经药用黄连、细辛。

中焦：位于三焦的中部，指上腹部分。其主要功用是助脾胃，主腐熟水谷，泌糟粕，蒸津液，化精微，是血液营养生化的来源。足太阴脾经引经药有苍术、升麻、白芍。苍术苦温，湿邪困脾者用之；升麻辛凉，脾气下陷者用之；白芍苦酸，肝脾失调者用之。足阳明胃经引经药有升麻、石膏等。

下焦：位于三焦的下部，指下腹腔自胃下口至二阴部分。能分别清浊，渗入膀胱，排泄废料，主要是肝肾和腰府之所在。足少阴肾经引经药用肉桂、知母。足厥阴肝经引经药用青皮、吴茱萸、川芎、柴胡。足太阳膀胱经和督脉的引经药用仙茅、狗脊、杜仲。

头部：诸阳之会，手足三阳经均循行头面部，厥阴经亦上会于巅顶。故头部疾病的治疗要分清经别，如太阳经头痛，多在后头部，下连于颈；阳明经头痛，多在前额部及眉棱等处；少阳经头痛，多在头之两侧，并连及耳部；厥阴经头痛，痛在巅顶，连于目系。治疗时应注重引经药的运用，正如李东垣所云："头痛须用川芎，如不愈，各加引经药。太阳，羌活；阳明，白芷；少阳，柴胡；太阴，苍术；厥阴，吴茱萸；少阴，细辛。"特别是川芎善行血中之风，祛血中之风，上达巅顶，下行血海，走而不守，并能散少阳之风，内行肝胆，外散风邪，辛香走窜，为治上要药。

四肢：手足之经的主要循行通路。羌活、桂枝、姜黄、桑枝为上半身疾病的引经药，可引诸药达上肢及头项部；独活、牛膝、木瓜为下半身病的引经药，可引诸药达腰膝及下肢。

长期以来人们总结了许多用药的宝贵经验。补气以黄芪、人参，补血以芎、归、芍、地。气之滞，行之以枳实、枳壳、香附、砂仁；气之逆，顺之以乌药、陈皮、苏子、杏仁；理肝气以青皮、木香；泻肺气以前胡、枳壳。沉香降肾气，菖蒲开心气，小茴治疝气。

破血则有桃仁、红花、牛膝、归尾、三棱、莪术、苏木、刘寄奴，凉血则有紫草、侧柏、白薇、生地黄，凉止血有地榆、棕皮、茜根，活血化瘀有藕节、小蓟、玄胡、田七，调经血有栀子、丹皮，补心血有丹参、归身。蒲黄、卷柏，生则行血、熟则止血；川芎为血中之气药；瓦楞消癥痞血块。

除湿无如苍术，散满必资厚朴。面肿者，白芷、防风、白附，足肿者，萆薢、防己、薏苡仁。消食，麦芽消面食，山楂消肉食，神曲消果食。消积杀虫，则雷丸、鹤虱、阿魏、胡粉、无名异，水仙、槟榔、枳实、川楝、使君子。

痰证方面，化热痰而入肺，黄芩、瓜蒌、玉竹、川贝母；燥湿痰而入脾，半夏、南星、桑皮、陈皮；风痰则枳实、礞石。解郁以郁金，而香附、黑栀因症而施；解暑以香薷，而扁豆、滑石平寒而用。

滋补有熟地黄、紫河车、龟板、阿胶、沙参、麦冬、玉竹、天冬，降火有丹皮、玄参、黄柏、山栀、童便。

泻火方面，黄连、犀角能泻心火，黄芩、桑白能泻肺火，龙胆、青黛、羚羊角、芦荟泻肝火，知母、黄柏泻肾火，栀子泻三焦火，大青叶、大黄、石膏、天花粉泻胃火，赤茯苓、木通泻小肠火。

祛寒方面，附子、炮姜、吴茱萸、肉桂，暖胃则丁香、胡椒、砂仁、白豆蔻。呕吐，因风则半夏、生姜、藿香、陈皮；因寒则丁香、砂仁、川椒必资；因热则竹茹、芦根。风泻则祛风，葛根最妙；热泻则分水，木通、赤苓；虚泻当升，清泻宜涩，前有升麻，后有肉豆蔻、赤石脂。小便不通木通、车前、猪苓、泽泻、赤白茯苓，大便不利当归、郁李仁、火麻仁、皂角。大黄、葶苈、朴硝、铅粉，攻之决之；苁蓉、锁阳四物、六味，滋之润之。

止疼方面，头痛治以藁本、羌活，平以柴胡、川芎，疗以升麻、白芷。润燥则二地、二冬、牛乳、甘蔗。呃逆则橘皮、竹茹、柿蒂、丁香。治疟首乌、乌梅、常山、草果。涩精牡蛎、龙骨、莲须、芡实、金樱、枣皮。腰痛杜仲、牛膝、补骨脂、胡桃。祛风祛湿，海桐皮、五加皮、石楠叶、桑寄生、白鲜皮、川续断、巴戟、秦艽、灵仙、片仔癀、虎骨、干漆。泻热解毒，银花、甘草、连翘、牛蒡子、射干、贯仲、蒲公英、慈菇。皮痒，苍耳子、地肤子、浮萍。通淋，石韦、扁蓄、青黛、瞿麦、海金沙。

腹痛方面，当用芍药、甘草，滞痛则青皮、白芍、陈皮、枳实、槟榔、木香腹、皮腹子、乳香、没药；塞痛则吴茱萸、良姜、元胡、肉桂；热痛则大黄、枳实。

行水则芫花、大戟、甘遂、牵牛、商陆、防己。

燥嗽则百合、紫菀、冬花、沙参、桔梗、川贝、瓜蒌；痰嗽则陈皮、半夏；久咳则五味、粟壳；寒咳则百部、肉桂、附子、炮姜。喉痛则山豆根、牛蒡子、生甘草、桔梗、僵蚕、射干。

牙痛因风，则皂角、细辛；因虫则藜芦、花椒；因寒则荜茇；因火则黄柏、青黛。口臭则香薷是用，鼻渊则辛夷、苍耳子。瘿瘤则昆布、海藻、浙贝、夏枯草、蒲公英、地丁。吐风痰以瓜蒂、藜芦，开关散以皂角、细辛。

疏风方面，发表，麻黄走太阳，桂枝达肌表。阳明胃则有升麻、葛根、白芷；太阳膀胱有羌活、藁本；少阳胆则有柴胡、川芎。前胡入肺，荆芥疏肝。防风搜肝泻肺，苍术辟恶去湿。细辛、独活入心肾，薄荷、紫苏理肺风。白附去头面之风，僵蚕、全蝎、天麻、钩藤定抽搐之风。

健脾方面，当选白术、党参、茯苓、怀山、芡实、龙眼肉，缩小便有益智、桑螵蛸。暖丹田则有补骨脂、大茴、胡芦巴，安胎则有黄芩、白术、阿胶、艾叶。瘀血作痛则有蒲黄、五灵脂，产后血晕则荆芥、泽兰。伸筋乳香，止痛没药，拔毒蓖麻，生肌白蜡。姜黄理血中之气，莪术破气中之血。退红肿以全绿、重楼、木鳖子，镇惊魂以琥珀、珍珠。

补益方面，狗肉补脾，羊肉补肺，鸡肉补肝，猪肉补肾，马肉补心。鲩鱼治痢，鹿茸补精，狗脊补肾。枣仁、柏仁、辰砂养心以安神，覆盆子、枸杞子、菟丝子、女贞子、黄精补肾以藏精。茯神补心以通肾，远志补肾以通心。

以上这些都很有参考价值。大部分属于经验用药，但其中也有分经用药"引经"成分。

第五篇 历代存世的中医古籍和中医考古

第一章　历代存世的浩如烟海的中医古籍

　　浩如烟海和丰富多彩的中医古籍，是我国科学文化古籍的一部分，是中华民族医药文化发展的真实记录和历史见证。据资料显示，中国历代医学书籍存世，竟占现存国学全部古籍存书的八分之一，其中蕴藏着丰富的医学理论和实践经验。

　　中医古籍整理工作本身，也就是挖掘医药学宝藏的过程，它将为医疗、教学、科研提供宝贵资料。中医古籍整理的目的是什么？首先是通过挖掘整理古典医籍里的医学宝贵遗产为人类的医疗保健事业服务。然而当下我们很多医生没有读过中医古籍，所以长期以来中医药学得不到应有发展。宋代有个叫史崧的说过："夫为医者在读书耳，读而不能为医者有矣，未有不读而能为医者也。"

　　有资料显示，历代纂修正史、名家著述，以及天文、乐律、国家典章、医药、方伎诸书都比较受重视，这方面的书籍保存也比较完整。这就是我们最大的医学资源，我们需要认真学习、挖掘、整理，古为今用。

　　古典药物学的发展历史有这样一段文字记载说，"昔炎帝辨百谷、尝百草，而分别气味之良毒；轩辕师岐伯、遵伯高，而剖析经络之本标，遂有《本草经》三卷"，说明《神农本草经》这部药物学专著成书很早。再经过很多年之后，"及汉末李当之始加校修，至梁末陶弘景益以注释"，我们才得以看到现在这部经过多次修订的《神农本草经》。现在有人误以为古人只是发现了三百六十多味中药，没有我们现在发现的多，其实古人记载的古药三百六十五种，是作为基本药物的目录，是为了"以应重卦"。

　　对于《神农本草经》的成书年代，按《淮南子》中记载，"《神农本草经》，旧说《本草经》三卷，神农所作"。又"神农尝百草之滋味，一日而七十毒，由是医方兴焉"。《帝王世纪》"黄帝使岐伯尝味草木，定《本草经》，造医方以疗众疾，乃知本草之名，自黄帝始"。因为炎帝跟黄帝基本是同时代人，所以年代出入不大。

　　对于这些，后世评论说，"盖上古圣贤，具生知之智，故能辨天下品物之性味，合世人疾病之所宜"，这是很有见地的评论。后世有人借用梁陶弘景的话说到，"魏以下名医所用药三百六十五种",到梁陶弘景时,做了增辑,著《名医别录》进上梁武帝,这就是我们现在所能从这本书里看到的《神农本草经》。

对于梁陶弘景的生平,弘景,字通明,归隐勾曲山,号华阳隐居。武帝每咨访之,年八十五卒,谥贞白先生。隐居先生在乎茅山之上,以吐纳余暇,游意方伎,览本草药性,以为尽圣人之心。故撰而论之,旧称《神农本经》,予以为信然。

对于中国医学的历史,又论言:"昔神农氏之王天下也,画八卦以通鬼神之情,造耕种以省杀生之弊,宣药疗疾以拯夭伤之命。"从上古一直流传于后,人们都称《黄帝内经》《灵枢经》《神农本草经》,此三道者(又称"三坟")加上《难经》为医学之四部经典。而且"历众圣而滋彰"。至于后来"文王、孔子象象繇辞,幽赞人天",逐渐演进,将"医易"合为一家。

再下来不断出现的各家著述,又各有风采。"后稷、伊芳尹,播厥百谷,惠被群生。岐、黄、彭、扁,振扬辅导,恩流含气,岁逾三千"。所以有人评价说,这些人的著述,"应与《素问》同类"。至于秦始皇在历史上的废书坑儒,没有影响到医学的传播,所谓"秦皇所焚,医方、卜术不预,故犹得全录"。

在医书整理方面,有资料显示,历史上宋代对于中医古籍的整理出版规模最大,成就显著,影响深远。比如经北宋政府"校正医书局"先后整理出版的隋唐以前的中医古籍,初步统计,校书 10 部,212 卷。

有《伤寒论》《金匮要略》《难经》《素问》《针灸甲乙经》《千金要方》《千金翼方》《脉经》《诸病源候论》《外台秘要》;汇编 11 部,1531 卷,有《铜人腧穴针灸图经》《太平圣惠方》《圣济总录》《圣济经》《太平惠民和剂局方》《辨药指南》《开宝本草》《嘉祐本草》《政和本草》《图经本草》《神医普救方》(佚)等。

明代的《普济方》,清代的《古今图书集成·医部全录》,这些书籍对于中医古籍文献也都起了一定保存和流传的作用。

陈邦贤先生相继著有三部《中国医学史》。他在书里有一段话,"中国的医学,从神祇的时代,进而为实验的时代;从实验的时代,进而为科学的时代。又可说从神话的医学,到哲学的医学;从哲学的医学,到科学的医学"。本书作者认为,他的这些话是把中国古典医学与现代西方医学混为一谈。

我们可以举一个例子说明一下。从近年来对中国古典医学典籍的考古和研究发现,古语中的"端络"经脉一句，意思就有"设置"的含义。古人对医学生命科学的研究，通过"设置十二经脉"这样一个理论框架，来指导各科临床实践。特别是史书记载，古代医家"上穷天纪，远取诸物，近取诸身""坐于明堂之上，临观八极，考建五常"。讲出了"设置"本身所具有的科学性和实践性。这样的"经脉"是一个一个"腧穴"反应的连线，在划分中充分考虑了体表阴阳关系和疾病反应的阴阳关系。

比如说在古人设计的一张"太极图"，即"人体平面图"，图上标注的五脏及其"阴阳属性"方面的知识，就很少有人关注。

"心南、肾北、肺西、肝东"，手少阴心经在正南方，足少阴肾经在正北方，手太阴肺经在正西方，足厥阴肝经在正东方，足太阴脾经在正中央。心、小肠都属火，肾、膀胱都属水。火在南方，确定了小肠经必须在南方，由于是心之表，所以排列在心经之左手方。水在北方，确定了膀胱经必须在肾经的右手方。肺和大肠都属金，大肠为肺之表，偏阳，所以排列在肺经的前边。肝和胆都属木，胆为肝之表，偏阳，所以排列在肝经之后边。

心包属火，心包经应排列在南边，东南边为阳中之阳，所以心包经应排列在东南边，在小肠经之后，肝经之前。三焦主诸气，为心包的决渎之官，与膀胱相类似都主水，所以三焦经排列应在心包经背后，紧挨膀胱经，但偏阳，应在膀胱经之前下方。

剩下脾经，虽然脾属土，与胃经相近，然而仓廪之官，本性主湿，为至阴之脏，所以应排列在肾经之前。

古人设置这样一个"人体平面图"兼有十二经"归经图"之用，成为研究药物归经的主要理论框架，即"用药法象"方面的标准框架，"归经图"就是基本的归经用药原则。所以，阴药应排列在阴的区域，阳药应排列在阳的区域。

如今中医从东汉以后基本传承的是张仲景《伤寒杂病论》的医学思想，"平脉查体"医疗基本上已经失传。所以《中国医学史》当年对于中华医药学形成发展的历史记录肯定存在很多错误。作为新时代的中华医药人，必须肩负起医药强国的责任，把老祖宗创立的有别于西方医学的中国式健康检查方法继承下来，并加以发扬光大。

第二章　古典图书和中医古籍校勘出版

中国古典中医"平脉查体"医疗模式形成的年代，也就是"扁鹊医道"形成的年代，可以追溯到殷商时期。殷商到西周一段历史时期，中华民族在东方崛起，包括医学科学在内的各个方面走在了世界前列，尤其是具有中国特色的"脉诊"体检方法的问世。

回顾历代名医成才之路，除了口传心授之外，还有最重要的两条可以走，一条是刻苦钻研大量中医文献，一条是长期在医疗实践中去体验。

我们说，中医古籍是研究我国古代医学的依据。发掘、研究和学习中医古籍，关系着发扬中医学术思想和防病治病经验，关系着人民医疗保健事业的发展。因此，需要大规模对中医古籍进行整理出版，多出书，出好书。从校勘、训话、注解、辑佚等方面回归原书的原貌。

清代文人孙诒让，在他的校勘札记中所说，"秦汉文籍，谊旨奥特，字例文例，多与后世殊异……复以竹帛梨枣，抄刻屡易，则有三代文字之通借，有秦汉篆隶之变迁，有魏晋正草之混淆，有六朝唐人俗书之流失，有宋元明校椠之羼改。迳径百出，多歧亡羊。非覃思精勘，深究本撰，未易得正也"。

文章说，由于医药书籍，有防病治病、却病延年、人类保健的重大作用，所以历代传写抄录、辗转刊刻，广为流传。历代王朝曾有多次收书和让百姓献书之举，就连秦始皇焚书，也不毁医药之书。

宋代以后藏书大家又代不乏人，加之各地民间散在之收藏，尽管亡佚很多，其现存数目依然可观，医药之书之数量竟占国学全部尚存古籍的八分之一左右。

据 1961 年所编《中医图书联合目录》收录的书目达 7661 种，不下数万卷。该目录所收集的书目仅为截止于 1959 年者，且国内公私藏书并未全部收入，再加上此后的陆续发现，估计至今已逾万种。

遗憾的是，由于中医古籍中，许多书籍年代久远，有自然损坏，亦有散佚或亡于兵燹者颇多。仅以隋齐和宋代的官修目录中所记载的中医书名来看，如《隋书经籍志》《新唐书艺文志》《宋史艺文志》中所著录的中医古籍就有 879 部，合 11883 卷，而今尚存者不及十分之一。

如《桐君采药录》是重要的一部药物学专著。桐君，黄帝时臣也。书凡二卷，记其花叶形色，今已不传。

《雷公药对》，北齐徐之才撰。以众药名品、君臣、性毒、相反及所主疾病，分类记之，凡二卷。徐之才，丹阳人，博识善医，历事北齐诸帝得宠，仕终尚书左仆射，年八十卒。《北史》有传。

《吴氏本草》所引雷公是也，盖黄帝时雷公所著，之才增饰之尔。

魏李当之，华佗弟子，修《神农本草》三卷，而世少行。魏吴普，广陵人，华佗弟子。

《雷公炮炙论》刘宋时雷公雷敩所著，非黄帝时雷公也。药凡三百种，为上、中、下三卷。

唐高宗命司空英国公李绩等修陶隐居所注《神农本草经》为《唐本草》。

如清代赵学敏《本草纲目拾遗》引书260余部，距今不过200余年，失传者已近半数。

至今幸存的中医古籍，有真假相杂着，有以假乱真者，有刊刻不精、以讹传讹者，也有辗转传抄，篡改阙误者。特别是近百年，人们受西医思想的影响，很多翻印的中医古籍，都被冠以含有"封建迷信"色彩而被改动、删除，至今无法修复原貌。现在国内没有被删除、修改的珍贵中医古籍已经很少了，当今如果再不组织真正懂中医的专家重新修改回来，许多宝贵的中医知识将面临失传的危险。

中华人民共和国成立以来，党中央和国务院高瞻远瞩，从发展民族科学文化的战略高度出发，在1958年就提出对中医古籍整理的要求。1981年9月又下达了加强中医古籍整理的指示。卫生部（今卫健委）也将中医古籍整理纳入工作日程，制订了九年中医古籍整理出版规划。

中医古籍挖掘整理是中医传承的重要工作，以校勘工作为例，所有的内容不是仅了解古汉语的专家就能胜任。这些工作要从临床实践结合实际工作进行考证，必须把精选底本放在首要地位，对主校本、旁校本也不宜信手拈来，必须下一番功夫。还有坊贾书商，出于经营手段，假借名著，滥于刊行，要辨伪存真。

总之，丰富多彩的中医古籍，是中华民族文化发展的真实记录和历史见证，其中蕴藏着丰富的理论和实践经验。整理古籍的重要意义，不仅仅是为了保存这份科学文化遗产，更重要的是我们还要发掘这个宝库，使之为人民健康服务。

第三章　《黄帝内经》的"气象医学"思想精髓

我们强调大家学习《黄帝内经》，然而绝大部分中医都已受到西医思想影响，认为中医古籍里那些知识过时了，没有必要学习。在很多医生的眼里，不论采用中医还是西医方法，只要能把病治好就是好医生。然而在古人的眼里，常讲"医不三世，不服其药"，就是说用药不是很简单的事，最根本的还是要搞明白疾病的病根在哪里。

《黄帝内经》的思想精髓，是它完全区别于现代西方"解剖医学"的"气象医学"思维模式。中国人在数千年跟疾病作斗争的实践中，认为所有的疾病都与七情六欲有关，都跟气候季节变化有关，而不是西医单纯的一个化验透视检查就能把病情搞清楚的。特别是从病理生理上讲，人有病就会在有关经络穴位出现反应，解决这一"气象"医学概念的病理生理反应，才是解决疾病问题的根本。这是《黄帝内经》一书作者的基本思想。

因为从新文化运动以来，在这一百多年之间，中医的传承，没有从理论基础上下功夫，一直是师傅教徒弟那种，学一点皮毛的技术，死记硬背几个古人流传下来的方剂。这样能治好几个病人是肯定的，但能让每一个病人都能看好很少。现在西医治不好的，我们的中医专家自己也看不好。照这样不读古人的书，不传承经典，我们还有什么脸面当专家？

作者自信地认为自己已经读懂了古人的书，读懂了中医四大经典。它们在不了解中华文化的人面前，确实是一部部让现代人读不懂的天书。其实四大经典书中的基本内容，是详细解读了中医治病原理，详细介绍了在"穴位、脉象"研究方面所取得的丰硕成果。

"阴阳五行"是中医理论的基础，以"腧穴"理论为基础的"平脉查体"是中医的根本。当年古人所讲的"脉诊"，已经不是我们现在医生心目中的摸摸"寸口脉"，而是整体的全身经络穴位检查。这是西医出现"体检"一词之先，五千年以前中国人创立的具有中国特色的"中医体检"。难道我们还能把它丢掉吗？难道我们还能不学习《黄帝内经》这些经典吗？

要想深入了解中国人固有的"健康体检"方法，也就是"平脉查体"医疗的源头，可以说最地道、最根本的，还是离不开"巫医"和"巫医时代"。

话又说回来，从东汉末年《伤寒杂病论》问世，中国医生都尊张仲景为医圣，不重视治病医学原理的学习，多数人以为，只要把历史上各家的医疗技术精华学到手，就是一个了不起的好中医了。

古人创立的"平脉查体"医疗模式，没有被正面利用和弘扬，而是被不断歪曲。大量流传于世的中医书，所谓汗牛充栋，后世著书立说虽多，但跟早年《黄帝内经》传世，只为"阐发医学道理、救济黎民万世"这样的宗旨完全不同。

作者多年来的中医考古发现，《黄帝内经》和《难经》等古典医籍，通过对皮肤层面的"腧穴"的研究，取法"天地人"三才的"气象医学"分析用药方法，其先进性已超出现行"新药研制"的思想和规则，展现出了中华医药文化的博大精深。该分析法，不仅是在当时先进，而是到今天同样先进。

当年古人创立的通过人体"皮肤器官"，通过"三焦命门"和"臣使之官"等原理治病的高深见解，其中许多相关知识和概念，需要我们每一位中医多加学习。古人这些具有重大高科技含量的"医学数码"理论知识，需要我们重新改变思路、改变观念，重新审视古人的这些重大医学成果。

人类要从根本上解决疾病的困扰，许多人会想到借鉴西方发达国家的经验。其实不然，西方人所思考的健康和医疗技术改造方面的思路，正好被他们一贯倡导的所谓先进的科研思维方法所禁锢。倒过头来还是会想到中国人的祖先在思维最发达的年代创造的气象医学模式。

第四章 《难经》是学习"经典"的入门书

据作者考证，中医四大经典《黄帝内经》《伤寒杂病论》《神农本草经》和《难经》，《难经》是唯一一部被完整保存下来，没有被私藏和损坏的古代医学典籍。

在历史长河中，在这些古代医学典籍中，介绍"平脉查体"也就是"脉诊"的书，介绍药性和治病方法的书，因为珍贵，大部分被私人收藏，很多书到后来再也见不到真迹。而其中几部基本讨论和阐述理论性概念的书，社会上都还在流行，没有被埋没。

有史书记载，《难经》作为一部指导后学者提纲挈领地学习《黄帝内经》的教材和讲义，汇集了百家之长和历史上的诸多临床治病经验，成为人类历史上第一部能圆满解释生命本质和健康问题的医学巨著和经典。

据考证，《难经》又被称为"脉经"，东汉医圣张仲景，三国华佗，晋皇甫谧，唐孙思邈等历代著名医家，对《难经》都推崇备至。有文字记载，王叔和《脉经》所收载绝大部分脉诊内容都出自《难经》。

"藏象医学"的理论基础，即"阴阳五行"，它的基本物质和形态结构就是"腧穴"。掌握了"腧穴"的相关知识概念，就基本了解了中医学的基本指导思想。这是学习中医的第一步。

古人在其医学经典著作中介绍说，十二经脉是"端络"出来的，"端络"经脉的基本依据，就是"腧穴"，即穴位反应的好发部位和地带。反应穴位，简称"腧穴"，成为中华医药形成的源头。

现在我们所能看到的"十二经脉"，是"腧穴"研究不断深入，达到一个顶峰出现的重要科研成果。古典中医学由"刺法"不断实践，掌握了其中的许多生命科学奥妙以后，才出现了"十二经脉"，在"经脉"概念形成之后，才有了古典药物学的萌芽。

中华医药学的病理学，建立在反应穴位之上。在找到"腧穴"这一疾病的源头之后，再进一步设置经络理论框架，紧密联系各科疾病的病理生理规律，通过经络穴位这样的基础，以"阴阳"为总纲，以穴位反应出现的"寒热虚实"为基础，建立起了资料完整、说理充分的"藏象医学"经络脏腑理论。

我们在讲，平面的、立体的经络穴位研究，是"脉象学"成为中医诊法和查体医疗的思想基础。脉象之所以被格外重视，正是穴位反应研究的重要成果。至此才是"尝百药而制九针，以拯夭枉"，才是"百病之理，得以有类，乃尝百药而制九针，以拯夭枉焉"。

所以我们需要对"百病之理，得以有类"这句话的重新理解。前边说过，《难经》虽然文字精少，但所论述内容比较全面，对中医治病原理的科学论述起点很高。特别是在揭示《黄帝内经》深层次医学观点和医学原理方面，开启了医学之先河。

第五章　失传的《太乙神明论》之"神明"之谜

人生下来，在人体皮肤上就存在有一层储备生命信息和担任重大防卫功能的网络结构，就依托于自然界生存。人体重大疾病的修复，再生功能的产生，靠的就是它们产生的"生生之气"这层天然的防卫屏障对抗着各种病邪的侵袭，这是人体靠遗传基因携带的天然屏障和调控系统。

我们说，最古老的中华医药，完全是"实验医学"模式，完全是从人体疾病反应的"气象医学"这一"医学模式"开始的。历史上从古典文字中所阅读出来所谓的"巫医"时代，也是从"气象"等"脉象、穴位"反应的客观存在中走出来的。

1983 年以后，"气功"曾在全国狂热地展开，"特异功能"被一些人无限度地吹上了天。

作者小时候还听人说，死人还会"通说"（即死人借活人说话），通说的人并不了解死去的人的情况，却能将死去的人的事情说得活灵活现，那种滔滔不绝的样子真让人难以理解。但后来看到有人用针刺的方法配合意念被治好了，便开始相信穴位治疗，穴位上的反应跟精神神经性疾病有关。

"神明"是古代对精神活动的一种特别语言描述，作者通过很长时间的临床观察，可以充分证明"神明之府"就在反应穴位上。

有一种说法，人死了还要"出殃"，如果有人被"殃"打了，可能要得一场大病。古书上还有一种"传尸"病，现代医学说是传染病，但不一定能找到病原体，古书上叫"经络传病"。"传尸""出殃"，还有"鬼魂""邪祟"，听上去很可怕，但这些如果采用穴位驱邪的方法调整，最后多能彻底治好。

古人经过长期观察，发现人体穴位上的"反应腧穴"与地球上的山脉的"气象反应"相应。有的人忽然到一个地方不适应，或者有精神失常，可能大地磁场干扰了他的经气运行所致。也就是说，人们进一步明确，有病变时人体腧穴和经络系统会被大地磁场干扰。

精神和意识方面的疾病，往往带有戏剧性，在医院用常规的方法很难奏效，可是乡下的"土医生"用"神神道道"的方法倒是给治好了。

"神明"是什么？科学的理解和解释，"神明"是人体在疾病状态下的一种病理生理现象和精神意识方面的表现。按《素问·阴阳应象大论》所说，"腧穴"是神明诞生的地方，"神明之谜"是说人们还没有认识的"腧穴"，和对"腧穴"存在"神明"还有许多未解之谜。

陈邦贤在《中国医学史》中，简单地引用某一个人几句话，评价"巫医"以及中国医学的发展。"先是祝由用祈祷诅咒来医治疾病，后来人类的知识渐渐进步了，知道生病完全依赖祈祷诅咒是无效的，于是巫渐渐达到医乃至药的地位了"。

作者认为，他是错误地借用某一些人对"本草"和"本输"替代药物治病科学原理的不理解，讲出许多不符合历史事实的话，所谓"药物也是一种魔术""其选采的方法只应用同类相治原则，仅取浮泛的相似性而已"。

《太乙神明论》一书已经失传，但其精神和内容大概可以从《黄帝内经》一书中得到提示。《黄帝内经》有一篇"阴阳应象大论"的文章，确实是学习中医很重要的一篇论文。开卷就讲到，"阴阳者，天地之道，神明之府也"。这个"阴阳"指"反应腧穴"。这句话的意思是说，这个反应腧穴的产生，符合天地宇宙万物生长变化之规律，反应腧穴是产生神明的基础。也就是说，人的精神和意识形态、肢体运动改变，跟人体体表的反应腧穴有关。

事实上，古代先民对于药物治病方法的认识，不但不是"浮泛"，而且已经技术高超到从"生化到物理属性"的高度，走在了世界的前列，至今我们仍无法超越。

经过作者多年临床经验及各方考察，才发现祝由中的"咒语"等还是有一定科学道理，其中也就隐藏着《太乙神明论》所要阐述的人体本身存在的这个很大的秘密。

比如，被记载在《黄帝内经》里的一句话，"先巫者，因知病之胜，先知病之所从生者，可祝而已"。这里边的一个"胜"字，很说明问题。人体有许多疾病，是因为情感致病，七情太过，这样的情况下，药物甚至穴位调理，效果有限，不及"祝由"这种心理治病方法，是我们现在称之为的"心理疗法"，并非什么迷信活动。

第六章　扁鹊学派的"三部九候"诊法

有文字记载，先秦时期，中医的脉诊是三部九候诊法。即在诊病时，须按切全身包括头颈部、上肢、下肢及躯体的脉，实际上指的就是作者现在一直在说的"平脉查体"，全身经络穴位检查的中医体检方法。

古语中有这样一段话，"平人者，不病""上下相应俱往来也，六就之脉不结动也，本末之寒温相守司也"。这是从"实验中医学"角度开展健康体检的一段经典论述。"结"和"动"，"寒"和"热"，这些客观存在的疾病外部特征穴位反应，通过检查才能发现。它们在人体生命活动中起着非同小可的联通和诊断治疗作用，"实验中医学"最早就是借助这样一些检查手段来了解人体健康状况和观察各种疾病变化的。

"脉诊"在一般人看来，指的就是"寸口"脉诊，而且无限扩大了它的作用。专业地说，"脉象"泛指所有的穴位反应，"脉诊"泛指所有的穴位反应检查，"寸口"脉部位只不过是一个很特殊的部位而已，不过"天生地造"，人的这个不同寻常的穴位部位，血脉流经"寸口"部位遇到一个高骨，在这个部位就会形成"波澜"。有病的情况下，就可以诊察出不同尺寸部位、不同层次的脉象特征改变，可以诊察"有过之脉"。特别有意思的是，这个部位可以同时观察到全身的穴位反应变化，所以被称之为"脉之大会"。事实上依据这样的诊察原理全身很多部位都具有这样的一些功能，但由于所处的位置和许多生理的条件限制，并不具备诊察全身穴位变化的功能。

历史以来，记载在《黄帝内经》里的"平脉查体"医学模式，一直没有被后世注释者们明确地记录在自己著作里，所以一直不被学术界认识和了解。然而正是这一"平脉查体"诊病方法，是我们祖先用人体最简单的方法获取的最不简单的科研成果，彻底改变了中国医学的面貌。

"平脉查体"医学模式，从"与时俱进"来说，它是一个极具现代医学特色和时代特征的"超能"医学模式。假如我们要说西医的解剖医学模式的各种仪器检查很科学，但更科学的是经典中医"平脉查体"这一诊断技术手段。只要检查得出来，就等于找到了病根，就有了根治的机会和基础。"平脉查体"脉诊背后有大脑皮层到周边所有免疫调节系统"后台"的操控和支持。

《史记》称赞扁鹊是最早应用脉诊于临床的医生。历史评价，扁鹊奠定了祖国传统医学诊断法的基础。司马迁称赞他"扁鹊言医，为方者宗。守数精明，后世循序，弗能易也"。还有人评价说，扁鹊是中国传统医学的开山鼻祖，这些话里边明显把这位秦越人扁鹊跟轩辕黄帝时期的扁鹊混为一谈。

有资料显示，扁鹊曾编撰过《扁鹊内经》九卷和《扁鹊外经》十二卷，可惜均已失传。有人认为《难经》一书，是根据扁鹊的医术，尤其是关于脉诊知识而整理成书的，也署名扁鹊（秦越人）所著。

今天我们来考究"扁鹊医道"，首先要把中医治病的科学原理搞清楚。作者小时候跟随河南的一位叫王增寿的医生学扎针，他扎针靠经验，效果很明显，但他说不出扎针扎什么。但我看他扎针很用劲，是有扎针技术的，针刺前用手要狠狠按压一下。这是我看到的一点经验，我翻阅了王老师给我的一本名叫《新针灸学》的书，书中有西学中的朱琏医生首先提到的神经，她还提到血管。现在，作者认为她是把扎针看成是扎现代医学所说的解剖概念的组织结构。

《脉诀》的名字，被引用在各个朝代的典籍书目中。具体面貌，我们今天已经看不到了，但基本精神和内容，以及其中最核心的内容，就是"平脉查体"。"脉诊"的道理和基本要求，现今人们还是把王叔和《脉经》作为经典，传抄着李时珍《濒湖脉学》的人依然不少。"脉象"主病是经验论，是今后需要学习、普及和推广的"古典脉法"的极大障碍。现今中医教学上的"诊法"部分，也还是照着他们那种"摸脉、切脉、号脉"的概念和方法去做的。

有关"平脉辨经"这方面的内容，通过对《黄帝内经》蕴含的医学道理的体会和摸索，"查体"的许多技术真谛和奥妙，已经基本被破解和掌握。张仲景《伤寒杂病论》一书介绍的"平脉法"，也多是在这一方面有所发挥。

古人谈论腧穴，认为是关乎健康和人类生存的大话题。大地有磁场，已经得到证明，如果再一次通过大量医学科学实验证明人的体表反应经络穴位上有磁场，可能对推动医学发展有重大意义。所以在学习上，第一点，我们需要搞明白，诊脉诊什么？包括扎针，到底扎什么？这中间都要提到一个"阴阳腧穴"的概念。古人在《灵枢·九针十二原》中曾提到扎针的技术，"犹拔刺也，犹雪污也，犹解结也，犹决闭也"，特别是已经清楚地讲明白扎针一定要刺到"原点"上。这个"原点"一定是"犹刺、犹结、犹闭"有一定的物质形态基础了，所以说诊脉也要有这个要求。

第七章 "医不三世，不服其药"的历史教诲

殷商到西周一段历史时期，中华民族在世界东方崛起，包括医学科学在内的各个方面走在了世界前列，主要是具有中国特色的"脉诊"体检方法的问世。

古典中医"平脉查体"医疗模式形成的年代，也就是"扁鹊医道"形成的年代，可以追溯到殷商时期。

《中国医学史》中有对巫医的评价，"医巫师就是原始的医士，原始医士的工作，是要先发现病源，然后设法对付，不查问病情，而但靠直觉的发现，是医巫师手段的表示""中国医学的演进，始而巫，继而巫与医混合。再进而巫与医分立"。

很早以前，中国人对疾病的临床表现，以及对疾病本质的认识，是从发现核对"腧穴"这样一些体表反应开始的。

《帝王世纪》有一段文字记载，"伏羲画八卦，所以六气、六腑，五脏、五行，阴阳、四时，水火升降，得以有象。百病之理，得以有类。乃尝百药而制九针，以拯夭枉焉"。当中华医药经过对"脉"这一特殊生命现象即穴位反应的认识，一步步建立起了"经脉循行"系统，通过天文地理诸多自然现象的观察，认识上的飞跃，一下子跨越进入了一个哲学的概念。

流传至今的古典医著中，曾多次讲到"三坟"医学巨著，即"四大经典"等很重要的医学典籍。《曲礼》谓，"医不三世，不服其药"。这里的"三世"即"三坟"著作。这一句话的意思是说，没有学习过"三坟"这样一些医学巨著的医生，医术一定不会很高，不可以轻易相信他们的医术，开出的药方一般也很难对症。

中医讲辨证，作者认为所辨的"证"，是"证据"的"证"，就是体表"看得见、摸得着"实实在在存在的人体"穴位反应"体征。古人把这种"反应体征"概称为"阴阳"，把这种来自"阴阳"的反应体征，归纳为"五个层次"的变化规律，这样就有了"阴阳五行"这样一套源自"气象医学"原理的诊病治病公式和定理出现。

单从"气象医学"治病原理来说，诊断治疗的过程，就是要先发现这种出现在体表的"阴阳反应"体征，进而通过药物调节和穴位治疗手段直接消除这种"阴阳反应"体

征。所以古人治病，当针则针治，当灸则灸治，当服药则服药，但总之一条，理论基础就是这样一些经络穴位反应"阴阳"体征。

第八章　金元时期再度兴起的医学时代

《灵枢》有一句话说"凡刺之道，毕于终始"。人体体表发现的"腧穴"，始终在变化之中，从有了疾病开始形成，到最后消失宣告疾病痊愈，是在规律地发展变化。每一个穴位反应，跟人体十二经脉都有联系，始终是观察疾病一个最重要的客观体征。

20世纪50年代，有一位叫任应秋的中医专家，偶然在北京图书馆看到张元素的著作《医学启源》，才了解了原来张元素（洁古）就是享有金元四大家首位大师和赫赫有名的医学大家。让人疑惑的是，明明这样有水平的医学大家，为什么竟被历史淹没了呢？为什么后世没有人欣赏他的学问呢？

对于张元素这样一位学识卓著的中医专家，硬是有人诋毁他说，"洁古首创古今异轨之说""离经叛道"。说他的学说，"无人传说，无人继承"。中医查体，是中医之本，一个医生医疗水平的高低，全在是否找到疾病的本质，这就需要全面细致地进行全方位的经络穴位查体。这也正是先贤历来所强调的基本医疗模式和医疗规范，后世是不能轻易更改的医疗常规。

从张元素的著作里，我们可以看到，张元素治学，尽以《内经》之学，自学成才，基本上还算是一位继承"平脉查体"衣钵的一位"得道"之人。比如他在自己的书中写道，"五脏六腑，寒热虚实，皆见形证脉气，若非诊切，无由识也"。长期以来，学习张仲景经方治病的人数多，影响力大，也给真正意义上的中医传承造成不良影响。

任应秋看到历史上许多人这样评价张元素老人，"洁古治病，不用古方，当时目之曰神医"，以及在他带领下，"医道于是乎中兴"。这才让任应秋恍然明白过来，人们之所在背后说他的坏话，错误地评价他，使得他在后世没有了名声，正是因为张元素当时的医术很高，跟别人医疗方法又不同，所以遭到同行嫉妒。

《黄帝内经》在论述到脉诊形成原理时，曾多次用到"始于一，终于九"这个概念。这句话是仅存于世能够说明"医学数码"始于"河图、洛书"的解释。原话的意思是，从人们观察到的人体疾病反应这一规律来说，集中到一点，是一个"寸口脉"的"脉动"点，放大到全身（比喻九州、九个区域），就是"寸口"脉被放大到一个人体"平面图"上，也就是一个反应全身整体性经络穴位反应的图像系统。

民国初年的许多知识分子学习了西医，误解了中医，秦汉之后一直沿用的是所谓的各家学说中"经验医学"的传承。他们的共同点是只摸"寸口"脉，不查经络穴位，凭问诊看病，一辈一辈传承的都是经验类型的知识。

回顾中国医药的历史沿革和发展，在数千年的演变中，医学跟整个中华民族命运一样，几经战乱，不断渗透入西方文化许多思潮，使得中医特色几乎丢失殆尽。

就以"针刺"这门学问为例，在1949年初，以朱琏为代表的新针灸学派曾在世界掀起一阵针灸热潮。20世纪50年代后又开始经络实质研究，毛泽东同志指示把医疗重点放到农村，搞"一根针、一把草"、赤脚医生、合作医疗，再到后来中药"穴位注射""针刺捅开聋哑禁区""快速针刺法"在全国推广。政府围绕合作医疗、实现全民医保曾多次想从针刺经络这方面寻找突破口，最终还是因为基础研究滞后，基础研究没有取得重大突破而导致停滞不前以至于无果而终。

"百病之理，得以有类"，在这一朴素唯物论思想的指导下，从理论再到实践，建立了通过"寸口"脉象，分析检查全身穴位反应的"平脉查体"医疗活动。"寸口"部位为"脉之大会"的结论，得以从实践中再一次证实。所以体现中华医药完整理论体系的藏象学说得以最终建立。也就是"六气、六腑，五脏、五行，阴阳、四时，水火升降，得以有象"的根据。

腧穴指反应的穴位，是邪正交争形成的一个个包块，大部分坚硬无比，需要医生有过硬的技术，有过硬的功夫才能胜任这项工作。古人比喻说，疾病就好比身体上扎了一根刺、结了一个结、干净的皮肤被污染，针刺治病就好比是拔刺、去污、去解结，刺虽久犹可拔也，污虽久犹可雪也，结虽久犹可解也。"言不可治者，未得其术也"。但至今很少有人知道"腧穴"是有形的，会有这么坚硬，古代所说的"针刺"是"刺法"是"微型手术"。

人体皮肤上有许多与外界联系的神秘通道，古人以疾病过程中的反应腧穴为"器官"，建立了以皮肤为"解剖"对象的网络结构，通过实践逐步形成了以反应腧穴阴阳五行规律为理论基础的脏腑经络理论。

中医药是民族文化的根，经"太乙中医"修复后的"平脉查体"医疗模式，特别是发明研制的"太乙阴阳丹"和"压丹疗法"，治疗程序和操作方法，既简便又高效，其中通过更大的信息平台，程序化的操作，可以"数学化"的运作形式，通过这样一种"外治配合内治""表里同治"，能从根本上解决人类健康和疑难疾病根治问题。

第九章　古典中医"平脉查体"医疗

"平脉查体"是中医之本，作者在 20 世纪 90 年代初就提出了"医学第二程序"的中西医结合发展的构想。基本概念和做法：疾病的诊断治疗是在西医检查诊断的基础上，充分开展以古典医学"腧穴"反应部位的检查，建立有中国特色的医疗和病案制度。

通过作者实践，"藏象医学"模式从另外一种疾病规律上，弥补了现行医疗医学模式许多不足。内外治结合，中西医并举，会让那些最难治的疾病变得轻而易举。

通过对古典中医气象医学知识的学习作者发现，针刺治病产生效果靠的是一种叫作"原点"的物质发挥着作用，作者称之为"生命活动原点"。我们可以这样比喻，人体大脑神经只不过是一个收集处理各种复杂信息的中心信息部位，人体体腔内所有组织器官都属于"器"，是一个单纯的"行政管理"职能部门。它们之间有序地工作和发生病变，都是通过腔外皮肤层面这一调控系统调控实现的。人体所有疾病真正的治愈，必须通过腧穴"原点"彻底清除信息部位中心一切不良信息才能实现。

解剖知识告诉我们，人体内的各个器官有序地工作是靠大脑皮层下中枢管理的，但大家不知道的是，发生病变却是通过皮肤层面的腔外调控系统协调管理的。在人体进化过程中设置的腔外的这个脏器，就是所谓的大脑神经"皮层下中枢"的派出机关——"三焦"，能使损坏的内脏器官重新得到修复。人的大部分疾病的治疗效果取得，靠的就是这一体腔外的"脏气"的"气"强盛与否，而不是"脏器"的"器"的强盛与否。

历史上有许多"技术含量"很高的书籍，比如有关药性的《神农本草经》，有关针刺取穴的《明堂针灸图经》，有关分经用药的《汤液本草》《汤液经法》，几乎大部分被私家收藏，甚至后来有的带入坟墓。只有《难经》幸运地被完整保存下来。《难经》虽然文字精少但所述内容和论点起点很高，在揭示《黄帝内经》深层医学原理方面开启了医学之先河。

《素女脉诀》也就是"平人脉诀"，自然人的脉诀意思。其中的内容已无从得见，可能大多数内容都被收录在人称《难经脉诀》一书中，所以也有人把《难经脉诀》称之为《天子脉诀》。

古人讲，"治病如治国""用药如用兵"。古人设置"十二经络框架"，就跟治理国家制订宪法一样，从管理上，分两条线，分工合作，集中统一领导。

综合管理上，上有君主，下有各个不同行政职能部门。比如，"心者，君主之官也，神明出焉；肺者，相傅之官，治节出焉；肝者，将军之官，谋虑出焉；胆者，中正之官，决断出焉；膻中者，臣使之官，喜乐出焉"。

具体到行政事务，各个职能部门，分工合作。比如，"脾胃者，仓廪之官，五味出焉；大肠者，传道之官，变化出焉；小肠者，受盛之官，化物出焉；肾者，作强之官，伎巧出焉；三焦者，决渎之官，水道出焉；膀胱者，州都之官，津液藏焉。气化则能出矣"。

并且强调，在人体疾病管理系统中，"凡此十二官者，不得相失也"。并以此举例说，"以为天下，则大昌"；以此管理天下，就会很太平；以此治病，"以此养生则寿，殁世不殆"。反过来，假如不用这样的模式管理天下，即所谓"主不明则十二官危"。假如不用这样的治理模式治病，便会"使道闭塞而不通，形乃大伤"。

在古人对待疾病这一方面，设置"十二经络框架"，绘制"太极图"，联系天体运行规律，使得疾病的诊断治疗实现了"客观化、数学化"。据文字记载，在《素问·灵兰秘典论》篇就围绕"太极图"设计中的"十二官"融入"气象医学"治病模式以后，如何"数字化"建设的问题做出了相应的论述。

黄帝问大臣说，在十二脏调节系统中，从穴位到经络，"愿闻十二脏之相使贵贱何如"？它们有"贵贱"之分吗？回答是：从穴位到经络治疗，它们是相互关联的，没有"贵贱之分"。什么意思呢？意思就是说，从大脑皮层延伸到各皮肤反应部位，纳入"数学化"管理，特别是在一个"太极图"中的各个脏腑，所占比例一样，所占空间一样。用"五行"的"相生相克"来说，"我生、生我，我克、克我"。它们"相互制约，相互依存"。

对于这种"数码医学"的概念，古人讲了，因为天体宇宙之大，人力难以实际去丈量，所以提出来通过丈量人体某一部位的数字，来推算天体宇宙的"宽窄大小"尺寸。

所谓"恍惚之数，生于毫厘，毫厘之数，起于度量"；所谓"千之万之，可以益大，推之大之，其形乃制"。可以看出，古人这种通过丈量人体进而推算天体的思考是何等的超前思维。借助人体电磁场跟天体宇宙大磁场紧密相关这一原理，到了后世，人们就把这个原理和概念，解释为"天人相应"或者叫"天人合一"。

接下来就是如何掌握这张"太极图"中的推算规律，推算出天体的具体数字。所以后来就有了科学家们的一个重大生命科学研究成果问世。它就是验证"天人合一"科学理论的"罗盘"。

大家可能见过，有的人看风水离不开用"罗盘"来定向观察，看看"山相"以及是否"宜居"等。可以说，古人研制的这样一个万能推算"罗盘"，是人体科学研究的重大成果，它们是根据"太极图"原理，在人体适应自然方面利用罗盘上出现的先关数据，可以很好地监控监测气候环境变化，解释疾病的规律。特别是有了这张图的推算功能，可以预测一些气候的变化规律，在传染病预防方面有重要的意义。

现在西方医学的发展，已经面临一个瓶颈，西医在手术和对一些单纯病变的治疗上还比较纯熟，很多时候远期治疗效果还是不能跟早先的一些中医治疗方法的疗效相比。当然，西医本身自己也认识到解剖医学在攻克许多疑难病技术方面，自己想超越自己已经相当困难，正好中国中医气象医学这种古典医学思维模式弥补了西医在发展方面的许多不足。

在医学多元化发展的今天，唯一正确的道路就是先发展中医，从科学中医的中医查体医疗宣传和推广做起，当然中医发展也一定离不开中西医学结合，中西互补，互相渗透。

第六篇 历代名家医论中的中医考古发现

第一章 诸家医学名家谈中医传承

中国医学之兴起，历史非常之悠久，所谓"夫医道所兴，其来久矣"。而开始有所建树，是从发现"腧穴"反应有不同体征，发现"寸口脉"部位有一个特别的信息部位，可以集中观察全身的反应穴位变化。所以从"伏羲画八卦"开始而医学研究逐渐兴起。

古语尝谓"医莫先于脉"，中医学的兴起，是由"脉"到"医"，是在"内考五脏六腑，外综经络血气色候，参之天地，验之人物"的基础上总结出来的。

中医理论的形成，特别是具有"微型手术"特色的"刺法"治病技术，是根据人体生命科学规律，反复临床实验观察形成的。所谓"上古神农始尝草木而知百药，黄帝咨访岐伯、伯高、少俞之徒，内考五脏六腑，外综经络、血气、色候，参之天地，验之人物，本性命、穷神极变，而针道生焉"。

"平脉查体"是中医根本。长期以来古法"针刺"治病技术已基本荒废，所谓"夫经方之难精，由来尚矣"。据先哲分析，"病变百端，有内同而外异，亦有内异而外同"。虽说今天我们的年代已有各种检查手段，然而"腧穴"流注有高下浅深之差，不明"寸口"关尺有浮沉弦紧之乱，唯求西医之学是学，仍未必就能为良医。所谓"五脏六腑之盈虚，血脉营卫之通塞，固非耳目之所察，必先诊候以审之"。

孙真人《备急千金要方》序：盖闻医经经方，性命所系。昔神农尝百草以辨五苦六辛之味，逮伊尹而汤液之剂备。黄帝创九针以治三阴三阳之疾。后之留意于方术者，苟知药而不知灸，未足以尽治疗之体，知灸而不知针，未足以极表里之变。然灸法古朴老成，医病之原理不仅仅只是灸灼而已，实乃不手术之手术。后辈名医之大师者，如能兼是，圣贤之蕴也，其名医之良哉！

夫天布五行，以植万类，人禀五常，以为五脏，经络腑腧，阴阳会通，玄冥幽微，变化难极。观今之医，不念思求经旨，以演其所知，始终守旧，省病问疾，务在口述，相对片刻，便处汤药。按寸不及尺，握手不及足，经络腑腧，全然不察，所谓窥管而已。

自古病名，中风伤寒，寒热温疟，中恶霍乱，大腹水肿，肠澼下利，大小便不通，奔豚上气，咳逆呕吐，黄疸消渴，留饮癖食，坚积癥瘕，惊邪癫痫，鬼疰喉痹，齿痛耳鸣，耳聋目盲，金疮踒折，痈肿恶疮，痔瘘瘤瘿。男子五劳七伤，虚乏羸瘦，女子带下崩中，血闭阴蚀，虫蛇蛊毒所伤。

生命来自自然，腧穴涵盖一切。夫二仪之内，阴阳之中，唯人最贵，唯腧穴研究最为要紧。凡欲和汤合药，必通十二经脉，知三百六十五孔穴营卫气行，知病所在，精取其脉，知病逆顺。此仅仅内治法之必修专业。古之善为医者，上医医国，中医医人，下医医病。又上医听声，中医察色，下医诊脉，穴位治病，要占七成。

第二章　宋元时期医家刘完素医论（一）

在我国中医学发展史上，曾经出现过一个中医鼎盛时期，号称"金元时期"，"金元时期"出现了"金元四大家"。它的兴起源于一个多年未高中而投身中医，认真攻读《黄帝内经》等四大经典的人张元素，历史上都称他"洁古老人"。之后又出现了刘完素、张从正等，刘、张二人结合了张元素和张仲景的医学思想，再度出现一个刘完素的医学思想。下边文章中一些对于古籍文献的阅读和理解，就又形成了刘完素的医学思想。

夫医教者，源自伏羲，流于神农，注于黄帝。行于万世，合于无穷。本乎大道，法乎自然之理。

释义：中国古典中医的形成和发展，"法乎自然之理"，是人类医学科学的先驱和重要组成部分。如果将其形成年代进行追溯，可以上溯到"伏羲、神农、黄帝"时期。

孔安国序《尚书》曰：伏羲、神农、黄帝之书，谓之三坟，言大道也。少昊、颛顼、高辛、唐、虞之书，谓之五典，言常道也。

释义：序言说，"伏羲、神农、黄帝之书，谓之三坟，言大道也"。由此就可以看出，古典中医是人类历史上最地道的医学科学。

盖五典者，三坟之末也，非无大道，但专明治世之道。三坟者，五典之本也，非无常道，但以大道为体，常道为用，天下之能事毕矣。

然而，玄机奥妙，圣意幽微，浩浩乎不可测。使之习者，虽贤智明哲之士，亦非轻易可得而悟矣。

释义：从"三坟"著述的文字论述和书中内容来看，不像后世一些医家的著述那么具体，那么通俗易懂，所以传颂很少。比如后世医家"少昊、颛顼、高辛、唐、虞"之书，被称之"五典"。"五典者，三坟之末也，非无大道，但专明治世之道"。由于内容比较浅显容易看懂，只讲了些具体的病状和治疗方法之类，所以能被大量传颂阅读。

泊乎周代，老氏以精大道，专为道教。孔子以精常道，专为儒教。由是儒、道二门之教著矣。归其祖，则三坟之教一焉。

儒、道二教之书，比之"三坟"之经，则言象义理，昭然可据，而各得其一意也。故诸子百家，多为著述，所宗之者，庶博知焉。

释义：若将后世"儒、道二教之书"，比之"三坟"之经，则"言象义理，昭然可据"，所以"诸子百家，多为著述"，"所宗之者，庶博知焉"，也是比较浅显的知识。

呜呼！余之医教，自黄帝之后，二千五百有余年。汉末之魏，有南阳太守张机仲景，恤于生民多被伤寒之疾，损害横夭，因而辄考古经，以述《伤寒杂病方论》一十六卷，使后之学人，有可根据。然虽所论未备诸病，仍为要道，若能以意推之，则思过半矣。且所述者众，所习者多，故自仲景至今，甫仅千岁，凡著述医书，过往古者八九倍矣。

释义：若将黄帝之书与二千五百余年之后的《伤寒杂病方论》一十六卷"相比，更是"三坟之书者，大圣人之教也。法象天地，理合自然，本乎大道，言大道也"。所以近世医家对该书"所述者众，所习者多，故自仲景至今，甫仅千岁，凡著述医书，过往古者八九倍矣"。

夫三坟之书者，大圣人之教也。法象天地，理合自然，本乎大道。仲景者，亚圣也。虽仲景之书，未备圣人之教，亦几于圣人，文亦玄奥，以致今之学者，尚为难焉。故今人所习，皆近代方论而已，但究其末，而不求其本。

释义：《伤寒杂病方论》一十六卷"皆近代方论而已，但究其末，而不求其本"。

况仲景之书，复经晋王叔和撰次遗方，宋开宝中，节度使高继冲编集进上。虽二公操心用智，自出心意，广其法术，杂于旧说，亦有可取。其间或失仲景本意，未符古圣之经，愈令后人学之难也。

况仲景之世，四升乃唐、宋之一升，四两为之一两。向者人能胜毒，及多咀，汤剂有异。今时之法，故今人未知其然，而妄谓时世之异，以为无用，而多不习焉。

唯近世朱奉议多得其意，遂以本仲景之论，而兼诸书之说，编集作《活人书》二十卷。其门多，其方众，其言直，其类辨，使后学人，易为寻检施行，故今之用者多矣。

然而其间亦有未合圣人之意者，往往但相肖而已。由未知阴阳变化之道，所谓木极似金，金极似火，火极似水，水极似土，土极似木者也。

故《经》曰："亢则害，承乃制。"谓己亢过极则反似胜己之化也。俗未之知，认似作是，以阳为阴，失其意也。

释义：从仲景"《伤寒杂病方论》一十六卷"，到朱奉议《活人书》二十卷，遂以本仲景之论，而兼诸书之说，然而，其间亦有未合圣人之意者，往往但"相肖而已"。由"未知阴阳变化之道"，所谓"木极似金，金极似火，火极似水，水极似土，土极似木"者也。"俗未之知，认似作是，以阳为阴，失其意也"。

嗟夫！医之妙用，尚在三坟。观夫后所着述者，必欲利于后人，非但矜炫而已。皆仁人之心也，非不肖者所敢当。其间互有得失者，由乎言本求其象，象本求其意，意必合其道。故非圣人，而道未全者，或尽其善也鲜矣。岂欲自涉，非道而乱圣经，以惑人志哉。

释义：从仲景《伤寒杂病方论》之后，"观夫后所着述者，必欲利于后人，非但矜炫而已，皆仁人之心也，非不肖者所敢当"。然而，作者还是强调，"医之妙用，尚在三坟"。我们现在所看到的医书，"故非圣人，而道未全者，或尽其善也鲜矣"。作者感慨，我们今天医界，能有古人一样的高见的人太少了。

第三章　宋元时期医家刘完素医论（二）

《经》言："知其要者，一言而终，不知其要，流散无穷"一句，是说"腧穴"的观察和治疗是中医诊断治疗的最关键的技术，是治病诀窍。所以才这么讲"知其要者，一言而终，不知其要，流散无穷"。

"至周文王方始立象演卦，而周公述爻""非圣人孰能明其意二万余言"，意思是关于"腧穴"的研究，到周文王时，穴位反应所呈现出来的"卦象"被完整地作为系统理论开始指导临床实践。"后五百余年，孔子以作《十翼》，而《易》书方完然"。这一段文字大家都很熟悉，到了战国时期，孔子再在之前的基础上，把这些没有文字的图像开始用文字加以解释。

这一段话，有许多重要的提示，从中医考古和中医源头来说，发现"腧穴"是最基本的科学发现。所谓"自古如祖圣伏羲画卦"，是说在伏羲时代就发现了人体体表反应腧穴有"层次深浅"的转换这一现象，如果要用科学的方法去表示它，就有了"伏羲画卦"这一来自"腧穴"临床观察的实验中医学客观体征的图像示意。

"至数之机，迫近而微，其来可见，其往可追。敬之者昌，慢之者亡，无道行私，必得天殃"。这一段话是说，"腧穴"的观察和治疗，不可掉以轻心，因为它往往不是那么明显不会轻易让我们就能看得见。所以说，"至数之机，迫近而微，其来可见但不明显"。如果看病疏忽了如此认真细致的观察，可能还会出事故。

"天地之至数，始于一而终于九。数之可十，推之可百，数之可千，推之可万，万之大不可胜数，然其要一也"。这一段话是说，中医之所以科学深奥，是因为它开始形成，就是以客观体征作为标志进行施治，具有"数码医学"的诸多特征。

在这里，我们要提醒大家的是，历代医家从来没有把"始于一、终于九"这句话的核心概念和内容说清楚。上边所提到的，"四大经典"其论皆原本"经脉"。其实还有一个最重要的"原本"的东西，一个原本中医理论源泉的东西，就是"平脉查体"这一"脉诊"方法和技术，对中医理论形成起到杠杆作用。"始于一、终于九"，就是从"寸口脉"到全身"经络检查"这样一个过程的简短表述。

论言："治不法天之纪，地之理，则灾害至矣。"又云："不知年之所加，气之兴衰，虚实之所起，不可以为工矣。"这一段文字强调，对每一个疾病治疗前除了对穴位反应部位要做详细地检查了解外，还必须懂得穴位反应跟天体气运密切相关，要遵循"天之纪，地之理"。

"自古如祖圣伏羲画卦，非圣人孰能明其意二万余言？至周文王方始立象演卦，而周公述爻，后五百余年，孔子以作《十翼》，而《易》书方完然"。

释义：从历史讲，自古时圣贤，如祖圣"伏羲画卦"，这是医学的开端，是医学的超高见地。非圣人孰能明其意？至周文王方始"立象演卦"，而周公"述爻"，后五百余年，孔子以"作《十翼》"，而《易》书方则完备。

后易为推究，所习者众，而注说者多。其间或所见不同而互有得失者，未及于圣。窃窥道教故也。

易教体乎五行八卦，儒教存乎三纲五常，医教要乎五运六气。

其门三，其道一。故相须以用而无相失，盖本教一而已矣。若忘其根本，以求其华实之茂者，未之有也。

释义：从历史讲，"易教体乎五行八卦，儒教存乎三纲五常，医教要乎五运六气"，也有不完整的理解。应该是"医易一家，医易相通"，皆"体乎阴阳五行八卦"，而"五运六气"在其中矣。所以说，"若忘其根本，以求其华实之茂者，未之有也"，这就是我们重新对古典中医进行考古挖掘的本意。

故《经》曰："夫五运阴阳者，天地之道也，万物之纲纪，变化之父母，生杀之本始，神明之府也。可不通乎？"

释义：从历史的记忆讲，《黄帝内经》早就说过，"夫五运阴阳者，天地之道也，万物之纲纪，变化之父母，生杀之本始，神明之府也，可不通乎"？这里的"五运"是指的天体的运行，"阴阳"是指体表反应之"穴位"。这两者是"天地之道也，万物之纲纪，变化之父母，生杀之本始"。最后一句"神明之府也"，是生命诞生的源泉和维持生命存在基础的意思。所以"腧穴"即反应的穴位必须仔细深刻地研究，不可不通晓它。

《仙经》曰："大道不可以筹算，道不在数故也。可以筹算者，天地之数也。若得天地之数，则大道在其中矣。"

释义：从历史讲，《仙经》产生在"道教"《道德经》之后，所以有这么个解释。

《经》曰："天地之至数，始于一而终于九。数之可十，推之可百，数之可千，推之可万，万之大不可胜数，然其要一也。"

释义：这一段话来自《黄帝内经》，从历史讲，人类开始对宇宙天体运行测量是从有了"平脉查体"，对"寸口脉"有了认识之后。所谓"太极"诊病原理，从寸口脉到身体各部位进行检查，这叫"始于一、终于九"。从发明了"寸口脉"诊病方法开始，人们对宇宙天体的测量就有了"推算"这种可以借鉴的方法，所谓"数之可十，推之可百，数之可千，推之可万，万之大不可胜数。然其要一也"。

又云："知其要者，一言而终，不知其要，流散无穷。"

释义：这句话从同样一个话题，解释了通过脉诊这种人体查体检查，发现了宇宙间的普遍规律，掌握了"腧穴"反应的规律，掌握了"平脉查体"的规律，就是"知其要者，一言而终，不知其要，流散无穷"。

又云："至数之机，迫近而微，其来可见，其往可追。敬之者昌，慢之者亡，无道行私，必得天殃。"

释义：这一段话，更是很明确地说明了掌握和应用"腧穴"反应规律，掌握和应用"平脉查体"治病规律的重要。所谓"至数之机，迫近而微。其来可见，其往可追。敬之者昌，慢之者亡。无道行私，必得天殃"，这是治病的根本诀窍所在。

又云："治不法天之纪，地之理，则灾害至矣。"又云："不知年之所加，气之兴衰，虚实之所起，不可以为工矣。"

释义：这两句都是同样的意思，如果不掌握这些治病诀窍，盲目冒干，"无道行私，必得天殃"则"灾害至矣"。

嗟夫！圣人之所为，自然合于规矩，无不中其理者也！虽有贤哲，而不得自然之理，亦岂能尽善而无失乎？及夫唐王冰次注序云："岁月既淹，习以成弊"。呜呼！亦有臆说，而不合古圣之意者，或不中其理者，使智哲以理推之，终莫得其真意。近世所传之书，若此说者多矣。

观夫医者，唯以别阴阳虚实最为枢要。识病之法，以其"平脉查体"最为要害。俾圣经妙典，日远日疏，得以弘扬。但欲同以宣扬古圣之妙道，而普救后人之生命尔。

作者在此反复勉述其文者，非但欲以美于己而非于人，矜于名而苟于利也。但贵学人易为晓悟，而行无枉错耳。其间或未臻其理者，幸冀将来君子以改正焉！

第四章　腧穴经络辨证全靠脉象脉诊指导

中医之学起源于腧穴的研究，除了治病方法简捷高效外，还具有数码医学的特征。容易学、容易用，只要把握住了反应穴位这个"根本"，不管疾病多疑难，都会迎刃而解。在现代化的中国，应当有两种并举的医学模式，她们就是中国解剖医学与中国藏象医学的结合。

中医学的一部经典之作《难经》是在《黄帝内经》成书以后问世的作品。其内容深奥，作为开展中医查体医疗的讲义式著述，是中医学不可多得的理论著作。可以说，扁鹊奠定了祖国传统医学诊断法的基础。难怪司马迁称赞他说："扁鹊言医，为方者宗，守数精明，后世修（循）序，弗能易也。"

治病靠脉象指导，脉象靠穴位观察，阴阳归纳至关重要。"脉象"本来就是阴阳的化身，相当抽象，没有阴阳的概念，没有五行的概念，脉诊就不会归纳出来。在理解"阴阳应象"时，医生的脑子里应当时常有"层次、层面"的概念。有经络的"点、线、面"

的概念、层次的概念。

但遗憾的是其中许多临床比较实用的技术，讲解的还不够透彻，许多名词概念还不够明确。最主要的是中医全经络脉诊查体医疗等，诊病治病效果更加简洁明快。

"阴阳"是反应穴位的代名词，脉象是经脉穴位反应的外在气象。气象医学的核心理论是脏腑经络，脏腑经络理论的基础是阴阳五行。这些都贯穿在脉诊的学习实践中，是中医的诊断学基础。

站在人类最高医学科学讲坛的中国医生——轩辕黄帝时期的扁鹊，真正称得上中华医药的人为始祖。其医学思想需要代代颂扬，千古铭记。更值得像纪念"张仲景、孙思邈、李时珍"之类医药学界精英一样，不单是中国人，作为人类医学始祖，世界各国人民都应该纪念他。

西方人不了解中国的历史，几乎完全不了解中医。可以说在秦以前那个时期，医药文化比现在的西方医学还要先进。

可以这么形容，人体好比一台电脑，硬件、软件都重要。不说扁鹊时代在五千年前那个时候，就是现在，西方医学仍然停留在解剖医学这个医学的初级阶段。尽管 20 世纪中期随着 DNA 双螺旋结构的破译，生命科学进入分子生物学时代，将细胞生物学推向分子生物学时代后开始了克隆技术的应用。动辄手术换脏器，似乎西方医学高深无比，已经攀登科学高峰进入顶尖时期，可是经常听到一些人莫名其妙地在顶级医院顶级专家那里突然身亡。

而人们又怎能想象的到，早在轩辕黄帝时期，中国医学已在总结了解剖医学的简单肤浅具有片面性之后，快速进入气象医学的快车道，突飞猛进地解决了疾病治疗、养生、长寿诸多解剖医学无法解决的难题。

如果将人体疾病比作电脑，从电脑程序上故障去解释，许多茫然的手术、急切换脏器，倒不如重新启动一下电脑，或者给它格式化一次，说不定这台电脑还仍然是好的，不至于抛弃。

对于猝然暴死暴病者，中国在商周之前就认识到"人与天地相参、与日月相应"。猝然暴死暴病是通过体表的穴位相互干扰，"月满则海水西盛，皮肤致（密）。当是之时，虽遇贼风，其入浅不深。至其月廓空则海水东盛，皮肤纵、腠理开。当是之时，遇贼风则其入深，其病人也卒暴"。总结出"得三虚者，其死暴急也，得三实者，邪不能伤人也"，这虚的三种情况"乘年之衰，逢月之空，失时之和"。

对于猝然暴死暴病如何事先预报预防，中国在商周之前就采用"测量八正之候"的方法来预报预防，并将猝暴气候可能出现的季节、观测时间详细收载在《灵枢·岁露论》。

《灵枢》"肠胃""平人绝谷""师传"分不同章节记载了关于消化系统各脏器的解剖情况，如胃肠的长短、直径、横径，容量大小等详细数据。举例来说，"小肠大二寸半，径八分分之少半，长三丈二尺，受谷二斗四升，水六升三合合之大半。回肠大四寸，径一寸寸之少半，长二丈一尺，受谷一斗，水七升半，广肠大八寸，径二寸寸之大半，长二尺八寸，受谷九升三合，八分合之一。肠胃之长，凡五丈八尺四寸，受水谷九斗二升一合合之大半"。因篇幅所限，不能尽述。

医学生命科学是以生命为研究对象，也就是研究人的生与死的科学。对世界医学有贡献的很多，当今世界上能记起亚里士多德、德奥费拉斯特、维萨里、哈维四位先驱的人很多，却没有人提起过早在五千多年前著《太乙神明论》的中华民族的医药鼻祖、第一位医学宗师扁鹊的名字。

医学是实践性很强和原理比较深奥的一门科学，值得一提的是，封建的残余，危害着中医的发展和传承。封建社会以后统治阶级往往按照自己的想法有选择地编撰一些教科书，流传下来便起了很不好的影响。加之学习传承者自古以来随着人们的学习方向不同，各个年代人的知识结构层次和钻研深浅程度差异很大。几千年发展下来，每一个传承者的知识结构和态度影响着中医学术传播和传承的质量。

但医学要发展和创新，是谁也阻挡不住的潮流。从教学资源方面来看，如若不赶快"开发"《难经》《黄帝内经》这些还没有被"西化"的处女地，中医的市场就会越来越窄。若不培养出来一帮身怀绝技的中医临床大夫，手里没有超人的本领，中医学很难会振兴。如果不重读《难经》这些经典，我们就没有有力武器。如果再不学习古籍，用更新的思想理念解释医学和医学发展的方向，就不会有更多的智慧破解中医不"科学"这个迷惑阵。

人类要从根本上解决疾病的困扰，最有潜力的可能就是中国人的祖先在思维最发达的年代创造的气象医学模式。只有通过对于古典医籍的学习，我们才会更加深入了解中医之学，了解医学的最高追求，了解人体的潜质和魅力，才会为人类的生存和健康，为中国乃至全世界的医学进步提供更多的医学资源和思路。

第五章　唐王冰修订《黄帝内经》序言

历史以来，记载中国古典中医文明进步的佐证之一，就是"脉诊"。大凡讲到古代中国医学的起源和发展，就离不开"经络穴位"，离不开"脉象和经络穴位反应"检查的独特诊病治病方法。大量中医古籍里的历代医家序言对中国古典中医，特别是"扁鹊医道"的考古发掘贡献很大。

下边是唐王冰为《黄帝内经》一书出版所作的序，其中所透露出来了许多鲜为人知的中国医学历史。如果我们站在 21 世纪结合现代临床来解读这些文字，觉得中国古人在医学方面所做出的成就非常之伟大。

"中古名医有俞跗、医缓、扁鹊。秦有医和，汉有仓公。其论皆经理识本，非徒诊病而已。"

这一段是有关"平脉查体"医疗模式和方法传承的一些代表人物。说这些正宗中医学派人物，诊病治病严格遵循古法进行，"其论皆经理识本，非徒诊病而已"，这就是对我们现行中医治病方法的一个警示和期待。

"东汉有华佗、张仲景，其他奇方、异治，施世者多，用之多验，亦不能尽记其本末"。

这一段是说从东汉之后，"奇方、异治，施世者多"，几乎全部都是这样，人数之多无法统计。

"雷公受业，传之于后，伊尹以亚圣之才，撰用《神农本草》以为汤液"。

对于药物学的历史，在殷商之前就有《神农本草经》这本书问世，经过伊尹撰用《神农本草经》以为《汤液经法》。由此可以证明，中医结合穴位反应归经用药的"方剂学"知识概念到殷商时期已经基本成熟。

"按《七略艺文志》《黄帝内经》十八卷，今有《针经》九卷，《素问》九卷，二九十八卷，即内经也。亦有所忘失，其论迂远，然称述多而切事少，有不编次"。

这一段是说，在《七略艺文志》这本书里，讲到《黄帝内经》十八卷"，而后时看到的"今有《针经》九卷，《素问》九卷"，似乎这"二九十八卷，即内经也"。其实，仔细阅读《针经》和《素问》，很明显的是有"内""外"不同的内容安排。所以需要纠正的是，《灵枢》也就是人们所说的《针经》，应当是《黄帝外经》，《素问》就是《黄帝内经》。

还有论言："比按仓公传，其学皆出于《素问》。《素问》论病精微，《九卷》是原本经脉，其义深奥，不易览也。"

这一段是说，《史记》所记载的《扁鹊仓公传》，也就是我们今天所强调的"扁鹊医道"，"其学皆出于《素问》。《素问》论病精微，《九卷》是原本经脉，其义深奥，不易览也"。事实上《九卷》也就是《灵枢》，跟《素问》一表一里，其论皆原本"经脉"是也。

又有《明堂孔穴针灸治要》，皆黄帝岐伯遗事也。这是说《针灸甲乙经》的成书，除了参合以上经典内容外，还参合了《明堂孔穴针灸治要》这本书的内容。

可以说，中医学"平脉查体"医疗模式的问世，使得中华民族跨入了世界医学的高科技行列。距今五千年之前，中华医药文化取得的医学科研成果，始终伴随着中华文化的发展，使得我们中华民族早已跨入发达国家和古国文明的行列。比如说"太极图"，比如说《周易》八卦图，都是从中国"平脉查体"这一最独特的中医体检方法中汲取的医学智慧和科研成果。

"仲景论广伊尹《汤液》为数十卷，用之多验。近代太医令王叔和，撰次仲景贵论甚精，皆可施用"。

这一段是说，《伤寒杂病论》这本书和张仲景被称之为"医圣"，是因为"仲景论广伊尹《汤液》为数十卷，用之多验"。《脉经》这本书和王叔和在后世很有名气，是因为"太医令王叔和，撰次仲景贵论甚精，皆可施用"。是说《脉经》所讲述的内容，如果凑巧碰准了也很管用。

"仲景见侍中王仲宣，时年二十余，谓曰：'君有病、四十当眉落，眉落半年而死。'令服五石汤可免。仲宣嫌其言忤，受汤勿服。居三日，见仲宣，谓曰：'服汤否？'仲宣曰：'已服。'仲景曰：'色候固非服汤之诊，君何轻命也！'仲宣犹不信，后二十年果眉落，后一百八十七日而死，终如其言。"

这一段文字是说，仲景曾经有一个很值得记取的病案，非常能说明古代中医普遍医疗技术水平之高。

"云后九年，季琰病应发，发当有感，仍本于畏恶，病动必死，终如其言"，这一段说明古代中医有许多预测疾病预后的方法，需要进一步挖掘整理。

第六章　明朝国子监博士高保衡林亿等序

书云：臣闻通天地人，曰儒，通天地不通人，曰技。斯医者，虽曰方伎，其实儒者之事乎。

班固序《艺文志》，称儒者助人君，顺阴阳，明教化。此亦通天地人之理也。

又云：方伎者，论病以及因，原诊以知政，非能通三才之奥，安能及国之政哉。

晋代皇甫谧，博综典籍百家之言，沉静寡欲，有高尚之志。得风痹，因而学医，习览经方，前臻至妙。取黄帝《素问》《针经》《明堂》三部之书，撰为《针灸经》十二卷。历古儒者之不能及也。

或曰《素问》《针经》《明堂》三部之书，非黄帝书，似出于战国。夫人生天地之间，八尺之躯，脏之坚脆，之乎非大圣上智，孰能知之。战国之人何与焉？

大哉！《黄帝内经》十八卷，《针经》三卷，传学之者鲜矣。

唐代甄权但修《明堂图》，孙思邈从而和之，其余篇第亦不能尽言之。

《易》曰：观其所聚，而天地之情事见矣，况物理乎？夫受先人之体，有八尺之躯，而不知医事，此所谓游魂耳！

若不精通于医道，虽有忠孝之心，仁慈之性，君父危困，赤子涂地，无以济之。此固圣贤所以精思极论，尽其理也。

序曰，国家诏儒臣等，校正医书，今取《素问》《九墟》《灵枢》《太素经》《千金方》《千金翼方》《外台秘要》诸家善书，校对玉成，缮写将备亲览，恭惟主上。

以下明翰林学士张翥，为元代医学家滑寿、滑伯仁《难经本义》的序言，这些为《难经本义》的序言，以为中医考古不可或缺的资料。

明朝至正二十五年，翰林学士张翥，再次考证医经诸学，感叹之曰：医之为道，圣矣！自神农氏，凡草木金石，可济夫夭死札瘥，悉列诸经。而《难经》自秦越人推本轩岐、鬼俞区之书，发难析疑，论辩精诣，鬼神无遁情，为万世法。其道与天地并立，功岂小补也哉！

且夫以人七尺之躯，五脏百骸受病、六气之诊，乃系于三指点按之下。一呼一吸之间，无有形影，特切其洪细濡伏。若一发苟或谬误，则脉生而药死之矣，而可轻以谈医、而可易以习医邪？

呜呼，医之道生道也！道行则生，意充宇宙，泽流无穷。人以寿死是则往圣之心也。世之学者，能各置一通于侧，而深求力讨之，不为良医也者几希！

下边是关于滑伯仁（滑寿）的生平的记载：

滑伯仁，元代医学家，晚号撄宁生。祖籍襄城（今属河南），祖父迁居仪征（今属江苏）。初习儒，工诗文。明洪武（1368—1398）年间卒，时年七十余。

滑氏尝谓，"医莫先于脉"。滑氏曾从名医王居中学，精研医经，谓《素问》多错简，因按藏象、经络、脉候、病能、摄生、论治、色脉、针刺、阴阳、标本、运气、荟萃十二项，类聚经文，集为《读素问钞》三卷。

滑氏曾撰《难经本义》两卷，《订误》《疏义》，主张精研医经，以掌握医学机要，后学针法于东平高洞阳，尽得其术。他内科诊治则多仿李东垣，精于诊而审于方，治愈沉疴痼疾甚众。

滑氏曾撰《诊家枢要》一卷，类列二十九脉，颇有发挥。又采《素问》《灵枢》之经穴专论，将督、任二经与十二经并论，著成《十四经发挥》三卷，释名训义。另有《伤寒例钞》（《伤寒论钞》）三卷，《本草发挥》一卷，《脉诀》一卷，《医韵》《痔瘘篇》等，均佚。

有记载说滑寿治疗验案数十则，收入朱右《撄宁生传》。后世有《明堂图》四幅，有人题为滑寿撰。

以上为明朝国子博士高保衡诸卿，上书皇帝的有关文字，对于考究中华古典不朽医药文化，必有重要参考价值。

第七章　张山雷《难经汇注笺正》序言

《难经汇注笺正》序言，由吕广、杨玄操、丁德用、虞庶、周舆权、王诚叔、冯玠、袁坤厚、谢缙孙、陈瑞孙等二十余家撰。该书择诸说之善者，旁搜博致而以己意折衷之。该书对了解中医历史亦有一定参考价值，其中不少医书已佚，赖该书稍见梗概。

考《内经》以探其源，从张机、王叔和等以绎其绪。滑氏主张读书须要融活，不可滞泥。滑氏阐述治学心得，颇为精辟，如辨脉之太过、不及，阴阳相乘，关格覆溢之轻重缓急，寒热病内伤外感等，均有新意。

又有《难经汇注笺正》自序，张山雷评论：本书撮要钩玄，辨疑正误，极为精审，颇得秦越人旨趣，堪称《难经》校注之范本。张山雷评判诸本"大都望文敷衍，少精警。就以彼善之于此，当以滑氏之《本义》、徐氏之《经释》，较为条整。而余子碌碌，殊不足观"。

下边有近现代一些关于古籍年代的记载，但其中有些说法明显错误，作者已标出。

先秦：《神农本草经》神农氏，错误。

汉代：《黄帝内经》，错误。马王堆汉墓医书，《黄帝内经素问》，错误。张仲景《伤寒杂病论》《金匮要略》。

两晋南北朝：王叔和《脉经》，皇甫谧《针灸甲乙经》，陶弘景《本草经集注》，葛洪《肘后备急方》。

隋唐：巢元方《诸病源候论》《唐本草》，孙思邈《备急千金要方》《千金翼方》，元丹贡布《四部医典》。

北宋：宋慈《洗冤集录》，《太平圣惠方》《圣济总录》，王惟一《铜人腧穴针灸图经》。

金元：刘完素《素问玄机原病式》，李东垣《脾胃论》，朱丹溪《格致余论》，张子和《儒门事亲》，忽思慧《饮膳正要》，许国祯《御药院方》。

明代：苏敬《新修本草》，王焘《外台秘要》，李时珍《本草纲目》，王肯堂《证治准绳》，刘文泰《本草品汇精要》，杨继洲《针灸大成》，吴又可《温疫论》，徐春甫《古今医统大全》。

清代：叶天士《临证指南医案》，吴鞠通《温病条辨》，王孟英《温热经纬》，薛生白《湿热条辨》，王清任《医林改错》，陈梦雷《古今图书集成医部全录》。

第八章　近代中医人黄元御的医论摘要（一）

中医为什么到后世会出现医疗技术倒退的现象，作者究其原因，是后世不少医家背离了"平脉查体"医疗这一根本。就以晚清时期比较有名的黄元御医生来说，当年古人是站在经络穴位反应点"针刺"等实验研究的立场上写文章，而黄元御之时完全是站在经络穴位反应点等实验研究之外写文章。

大约从西晋之后，留给后世的医学论著，作者都是从事内科的多，不了解经络穴位真实情况的多。就算是一些从事穴位外治的医家，比如说明朝杨继洲的《针灸大成》，高武的《针灸聚英》，汪昂的《针灸问对》等都是这样。

黄元御自谓自己的学术思想，源于"四圣"。但作者认为，他终究没有系统学习领会《黄帝内经》等经典的基本功，所以反映出他的学术思想仍然是在宣扬"经验医学"的中医传承。

阅读一些他的学术论文，作者分析，他也并不是真正按照中医"四大经典"的医学思想解释一些医学的问题。

黄元御谓：天有六气，地有五行。六气者，风、热、暑、湿、燥、寒；五行者，木、火、土、金、水。在天成象，在地成形。六气乃五行之魂，五行即六气之魄。人为天地之中气，秉天气而生六腑，秉地气而生五脏。六气五行，皆备于人身。内伤者，病于人气之偏；外感者，因天地之气偏，而人气感之。

黄元御解释说：内外感伤，总此六气。其在天者，初之气，厥阴风木也，在人则肝之经应之。二之气，少阴君火也，在人则心之经应之。三之气，少阳相火也，在人则三焦之经应之。四之气，太阴湿土也，在人则脾之经应之。五之气，阳明燥金也，在人则大肠之经应之。六之气，太阳寒水也，在人则膀胱之经应之。

天人同气也，经有十二，六气统焉。足厥阴以风木主令，手厥阴火也，从母化气而为风。手少阳以相火主令，足少阳木也，从子化气而为暑。手少阴以君火主令，足少阴水也，从妻化气而为热。足太阳以寒水主令，手太阳火也，从夫化气而为寒。足太阴以湿土主令，手太阴金也，从母化气而为湿。手阳明以燥金主令，足阳明土也，从子化气而为燥。

盖癸水上升，而化丁火，故手少阴以君火司气，而足少阴癸水在从化之例。丙火下降，而化壬水，故足太阳以寒水当权，而手太阳丙火在奉令之条。木之化火也，木气方盛，而火气初萌，母强子弱，故手厥阴以相火而化气于风木。火气既旺，而木气已虚，子壮母衰，故足少阳以甲木而化气于相火。土之化金也，土气方盛，而金气初萌，母强子弱，故手太阴以辛金而化气于湿土。金气方旺，而土气已虚，子壮母衰，故足阳明以戊土而化气于燥金。母气用事，子弱未能司权，则子从母化；子气用事，母虚不能当令，则母从子化。所谓将来者进，成功者退，自然之理也。

人之六气，不病则不见，凡一经病，则一经之气见。平人六气调和，无风、无火、无湿、无燥、无热、无寒，故一气不至独见，病则或风或火，或湿或燥，或寒或热，六气不相交济，是以一气独见。如厥阴病则风盛，少阴病则热盛，少阳病则暑盛，太阴病则湿盛，阳明病则燥盛，太阳病则寒盛也。

以此气之偏盛，定缘彼气之偏虚。如厥阴风盛者，土金之虚也。少阴热盛、少阳暑盛者，金水之虚也。太阴湿盛者，水木之虚也。阳明燥盛者，木火之虚也。太阳寒盛者，火土之虚也。以六气之性，实则克其所胜而侮所不胜，虚则己所不胜者乘之，而己所能胜者亦来侮之也。

究之一气之偏盛，亦缘于虚。厥阴能生，则阳气左升而木荣，其风盛者，生意之不遂也。少阴能长，则君火显达而上清，其热盛者，长气之不旺也。阳明能收，则阴气右降而金肃，其燥盛者，收令之失政也。太阳能藏，则相火闭蛰而下暖，其寒盛者，藏气之不行也。土为四维之中气，木火之能生长者，太阴己土之阳升也；金水之能收藏者，阳明戊土之阴降也。

中气旺则戊己转运而土和，中气衰则脾胃湿盛而不运。土生于火而火灭于水，土燥则克水，土湿则水气泛滥，侮土而灭火。水泛土湿，木气不达，则生意盘塞，但能贼土，不能生火以培土，此土气所以困败也。血藏于肝而化于脾，太阴土燥，则肝血枯而胆火炎，未尝不病。但足太阴脾以湿土主令，足阳明胃从燥金化气，湿为本气而燥为化气，是以燥气不敌湿气之旺。阴易盛而阳易衰，土燥为病者，除阳明伤寒承气证外，不多见，一切内外感伤杂病，尽缘土湿也。

经有十二，司化者六经，从化者六经。从化者不司气化，总以司化者为主，故十二经统于六气。病则或见司化者之本气，或见从化者之本气，或司化者而见从化之气，或从化者而见司化之气，全视乎本气之衰旺焉。

手少阴以君火司化，足少阴之水从令而化热者，常也。而足少阴之病寒，是从化者自见其本气，以水性原寒；手少阴之病寒，是司化者而见从化之气，以君火原从水化也。足太阳以寒水司化，手太阳之火从令而化寒者，常也。而手太阳之病热，是从化者自见其本气，以火性原热；足太阳之病热，是司化者而见从化之气，以寒水原从火化也。足厥阴以风木司化，手厥阴之火从令而化风，手少阳以相火司化，足少阳之木从令而化暑者，常也。而手厥阴之病暑，足少阳之病风，是从化者自见其本气，以火性生暑而木性生风也。足太阴以湿土司化，手太阴之金从令而化湿，手阳明以燥金司化，足阳明之土从令而化燥者，常也。而手太阴之病燥，足阳明之病湿，是从化者自见其本气，以金性本燥而土性本湿也。

大抵足太阳虽以寒化，而最易病热。手少阴虽以热化，而最易病寒。厥阴原以风化，而风盛者固多。少阳虽以火化，而火败者非少。金性本燥，而手太阴从土化湿者，常有七八。土性本湿，而足阳明从金化燥者，未必二三也。

风者，厥阴木气之所化也，在天为风，在地为木，在人为肝。足厥阴以风木主令，手厥阴心主以相火而化气于风木，缘木实生火，风木方盛，子气初胎，而火令未旺也。

冬水闭藏，一得春风鼓动，阳从地起，生意乃萌。然土气不升，固赖木气以升之，而木气不达，实赖土气以达焉。盖厥阴肝木，生于肾水而长于脾土。水土温和，则肝木发荣，木静而风恬，水寒土湿，不能生长木气，则木郁而风生。

木以发达为性，己土湿陷，抑遏乙木发达之气，生意不遂，故郁怒而克脾土，风动而生疏泄。凡腹痛下利，亡汗失血之证，皆风木之疏泄也。肝藏血而华色，主筋而荣爪，风动则血耗而色枯，爪脆而筋急。凡眦黑唇青，爪断筋缩之证，皆风木之枯燥也。及其传化乘除，千变不穷，故风木者，五脏之贼，百病之长。凡病之起，无不因于木气之郁，以肝木主生，而人之生气不足者，十常八九，木气抑郁而不生，是以病也。木为水火之中气，病则土木郁迫，水火不交，外燥而内湿，下寒而上热。手厥阴，火也，木气畅遂，则厥阴心主从令而化风，木气抑郁，则厥阴心主自现其本气。是以厥阴之病，下之则寒湿俱盛，上之则风热兼作，其气然也。

暑者，少阳相火之所化也，在天为暑，在地为火，在人为三焦。手少阳以相火主令，足少阳胆以甲木而化气于相火，缘火生于木，相火既旺，母气传子，而木令已衰也。

三焦之火，随太阳膀胱之经下行，以温水藏，出腘中，贯腨肠，而入外踝。君火升于足而降于手，相火升于手而降于足，少阳之火降，水得此火，而后通调，故三焦独主水道。《素问·灵兰秘典》：三焦者，决渎之官，水道出焉。膀胱者，州都之官，津液藏焉，气化则能出矣。盖水性闭蛰而火性疏泄，闭蛰则善藏，疏泄则善出。《灵枢·本输》：三焦者，入络膀胱，约下焦，实则闭癃，虚则遗溺。相火下蛰，水脏温暖而水腑清利，则出不至于遗溺，藏不至于闭癃，而水道调矣。水之所以善藏者，三焦之火秘于肾脏也，此火一泄，陷于膀胱，实则下热而闭癃，虚则下寒而遗溺耳。

手之阳清，足之阳浊，清则升而浊则降。手少阳病则不升，足少阳病则不降，凡上热之证，皆甲木之不降，于三焦无关也。相火本自下行，其不下行而逆升者，由于戊土之不降。戊土与辛金，同主降敛，土降而金敛之，相火所以下潜也。戊土不降，辛金逆行，收气失政，故相火上炎。足少阳虽从三焦化火，而原属甲木，病则兼现其本气。相火逆行，则克庚金，甲木上侵，则贼戊土。手足阳明，其气本燥，木火双刑，则燥热郁发，故少阳之病，多传阳明。然少阳之气，阴方长而阳方消，其火虽盛，而亦易衰。阴消阳长则壮，阴长阳消则病，病于相火之衰者，十之八九，病于相火之旺者，十之一二而已。

以上文字，大都从《内经》中选来，看起来对古人的话没有说错，但理解上过于牵强附会，没有结合"平脉"和"查体"，结合经络反应讨论以上医学概念和相关内容，所以对后人学习教育作用不大，启发很小。

第九章　近代中医人黄元御的医论摘要（二）

黄元御被称为近代史上一位杰出中医人才，从以下的文章中看得出他的博学和文字功夫。然而古人对待人体健康和疾病问题，都是站在"天人合一"的角度看问题、讲医学道理，主要是结合经络穴位反应的临床实践讲中医治病原理，所以听起来比较实际，容易理解，容易学习，操作起来也不困难。黄元御先生代表了东汉之后历代中医大家共有的思想境界，甚至是脱离医学科研实践讲空头话的共同错误，不断地抽象、离奇，给后学者造成学习中医的负担。

本书作者还是出于同样热爱中医的心情，同样的尊重、爱戴和爱护的目的，让大家来阅读黄元御的医学论文，启发大家多关注古典中医的"平脉查体"医疗模式和方法。由于黄先生文章的字里行间，缺少古典中医"实验医学"论点和内容，所以大多数人可能都不易读懂。

热者，少阴君火之所化也，在天为热，在地为火，在人为心。少阴以君火主令，手少阴心，火也，足少阴肾，水也，水火异气，而以君火统之，缘火位于上而生于下。坎中之阳，火之根也，坎阳升则上交离位而化火，火升于水，是以癸水化气于丁火。水化而为火，则寒从热化，故少阴之气，水火并统，而独以君火名也。

君火虽降于手，而实升于足，阳盛则手少阴主令于上，而癸水亦成温泉，阴盛则足少阴司气于下，而丁火遂为寒灰。以丁火虽司气化，而制胜之权，终在癸水，所恃者，生土以镇之。但土虽克水，而百病之作，率由土湿，湿则不能克水而反被水侮。土能克水者，惟伤寒阳明承气一证，其余则寒水侮土者，十九不止。土溃则火败，故少阴一病，必寒水泛滥而火土俱负，其势然也。至于上热者，此相火之逆。火中有液，癸水之根，相火上逆，灾及宫城，心液消亡，是以热作。凡少阴病热，乃受累于相火，实非心家之过。而方其上热，必有下寒，以水火分离而不交也。见心家之热，当顾及肾家之寒。盖水火本交，彼此相交，则为一气，不交则离析分崩，逆为冰炭。究之火不胜水，则上热不敌下寒之剧，不问可知也。

血根于心而藏于肝，气根于肾而藏于肺，心火上热，则清心家之血，肾水下寒，则暖肾家之气。故补肝之血则宜温，补心之血则宜清，补肺之气则宜凉，补肾之气则宜暖，此定法也。

湿者，太阴土气之所化也，在天为湿，在地为土，在人为脾。太阴以湿土主令，辛金从土而化湿，阳明以燥金主令，戊土从金而化燥。己土之湿为本气，戊土之燥为子气，故胃家之燥不敌脾家之湿，病则土燥者少，而土湿者多也。

太阴主升，己土升则癸水与乙木皆升。土之所以升者，脾阳之发生也，阳虚则土湿而不升，己土不升，则水木陷矣。火金在上，水木在下，火金降于戊土，水木升于己土。

戊土不降，则火金上逆，己土不升，则水木下陷，其原总由于湿盛也。

阴阳交，则生湿。湿者，水火之中气，上湿则化火而为热，下湿则化水而为寒。然上亦有湿寒，下亦有湿热。湿旺气郁，津液不行，火盛者，熏蒸而生热痰，火衰者，泛滥而生寒饮，此湿寒之在上者。湿旺水郁，膀胱不利，火衰者，流溢而为白淫，火盛者，梗涩而为赤浊，此湿热之在下者。

便黄者，土色之下传，便赤者，木气之下陷。缘相火在水，一线阳根，温升而化乙木。木中温气，生火之母，升则上达而化火，陷则下郁而生热。木气不达，侵逼土位，以其郁热传于己土，己土受之，于是浸淫于膀胱。五行之性，病则传其所胜，其势然也。

阴易盛而阳易衰，故湿气恒长而燥气恒消。阴盛则病，阳绝则死，理之至浅，未尝难知。后世庸愚，补阴助湿，泻火伐阳，病家无不夭枉于滋润，此古今之大祸也。

燥者，阳明金气之所化也，在天为燥，在地为金，在人为大肠。阳明以燥金主令，胃土从令而化燥，太阴以湿土主令，肺金从令而化湿。胃土之燥，子气而非本气，子气不敌本气之旺，故阴盛之家，胃土恒湿。肺金之湿，母气而非本气，母气不敌本气之旺，故阳盛之家，肺金恒燥。

太阴性湿，阳明性燥，燥湿调停，在乎中气。中气旺则辛金化气于湿土而肺不伤燥，戊土化气于燥金而胃不伤湿；中气衰则阴阳不交而燥湿偏见，湿胜其燥，则饮少而食减，溺涩而便滑，燥胜其湿，则疾饥而善渴，水利而便坚。

阴易进而阳易退，湿胜者常多，燥胜者常少，辛金化湿者，十之八九，戊土化燥者，百不二三。阳明虽燥，病则太阴每胜而阳明每负，土燥而水亏者，伤寒阳明承气证外绝无而仅有，是以仲景垂法，以少阴负趺阳者为顺。缘火胜则土燥，水胜则土湿，燥则克水，湿则反为水侮。水负则生，土负则死，故少阴宜负而趺阳宜胜。以土能胜水，则中气不败，未有中气不败而人死者。

燥为寒热之中气，上燥则化火而为热，下燥则化水而为寒。反胃噎膈之家，便若羊矢，其胃则湿而肠则燥。湿为阴邪，阴性亲下，故根起于脾土而标见于膝踝；燥为阳邪，阳性亲上，故根起于大肠而标见于肘腕。所谓阴邪居下，阳邪居上，一定之位也。

然上之燥，亦因于下之湿。中风之家，血枯筋缩，其膝踝是湿，而肘腕未尝非燥。使己土不湿，则木荣血畅，骨弱筋柔，风自何来！医家识燥湿之消长，则仲景堂奥可阶而升矣。

寒者，太阳水气之所化也，在天为寒，在地为水，在人为膀胱，太阳以寒水主令，足太阳膀胱，水也，手太阳小肠，火也，火水异气而以寒水统之，缘水位于下而生于上。离中之阴，水之根也，离阴降而下交坎位而化水，水降于火，是以丙火化气于壬水。火化而为水，则热从寒化，故太阳之气，水火并统，而独以寒水名也。

水性本寒，少阳三焦之火，随太阳而下行，水得此火，应当不寒。不知水之不寒者，癸水而非壬水也。盖水以蛰藏为性，火秘于内，水敛于外，是谓平人。木火主里，自内而生长之，故里气常温，金水主表，自外而收藏之，故表气常清。血生于木火，故血温而内发，气化于金水，故气清而外敛。人之经脉，厥阴在里，春气之内生也，次则少阴，夏气之内长也，次则阳明，秋气之外收也，太阳在表，冬气之外藏也。阳藏则外清而内温，阳泄则内寒用外热。外易寒水而为热火，内易温泉而为寒冰，外愈热而内愈寒，生气绝根，是以死也。

癸水温而壬水寒则治，癸水寒而壬水热则病。癸水病则必寒，壬水病则多热。以丁火化于癸水，故少阴之脏，最易病寒；壬水化于丙火，故太阳之腑，最易病热。是以病寒者，独责癸水而不责壬水，病热者，独责壬水而不责癸水也。

这位被皇帝赐为"妙悟岐黄"的黄元御老先生，算得上是近代史上一位杰出中医人才。他评价自己的文章说，以上撰著的《四圣心源》续成后，回顾此书的写作过程，努力工作的誓言，从1749年开始，到1752年完稿，前后四年的时间，没有安排过专门的撰著时间，也没有著述出一套完整的书稿来。虽然以往多是穷愁的境遇，但可惜的是放走了一些闲暇的时间。尽管当时的皇帝赐以"妙悟岐黄"称誉，十分器重自己，但是自己却不能依赖皇恩不思进取，自己能在医学研究上做出有益贡献的时间已经有限了，应该严格要求自己，抓紧时间，完成对"四圣"典籍的注释和阐述。

第七篇 『扁鹊医道』

第一章　中华历代典籍里的中医文化

中医四大经典内容，始终围绕"脉诊"进行撰著，始终围绕"脉诊"经络穴位系统检查讲述理论基础。现存的唯一可以追溯到中医历史脉络的文献资料，就是《汉书艺文志》里边的《扁鹊脉经》等。如果从现存《黄帝内经》等有关脉诊的内容进行考古发掘，详细阅读并对这些脉学内容进行实践性知识还原，就有可能对中医的起源和历史有所了解。

"太乙天尊"是中国神仙排位里第一名的大神，他的原型就是轩辕黄帝时期的"扁鹊太一子"。据考证，"扁鹊"自称"太一子"轩辕黄帝时期人，史书记载其代表著作有《太乙神明论》《扁鹊脉经》《扁鹊脉髓》等。在《汉书·艺文志》里记载的还有《扁鹊内经》《扁鹊外经》。其中脉法方面有文字可考的有二十一篇，如《五色》《脉变》《揆度》《奇恒》《九针》《从容》《上经》《下经》《脉经上下篇》等。传说《黄帝内经》即以《素女脉诀》《太乙神明论》等为蓝本写成。

先从老百姓都了解的"寸口"脉诊作者进行考古发掘，《难经》开卷就说，为什么称"寸口"部位为"脉之大会"？回答是"寸口"能集中观察全身的反应穴位虚实寒热变化，所以称"寸口"为"脉之大会"。从这里可以看出，能从体表观察到的"反应穴位"，就是中医形成的"源头"。

疾病过程反应出来的每一个穴位，就是一个具有磁场效应的"电位"，每个电位就有一个电极。"天人合一"的"太极"理论，集中脉口的"反应穴位"，就是"太极"理论的形成的根底。近年来，有关"天象"与"人象"的"四方云气图"被发掘，也就是历史上有关天上"二十八宿"星座，以及表示天体方位的四个大的星座的"东方青龙，西方白虎，南方朱雀，北方玄武"的记载。

这是中华民族当年在观察人体体表"反应穴位"和天体运行规律中所呈现的"天人合一"的重大生命科学研究成果。也就是在此基础上，设计"罗盘"，进行"人体与天体"平面设计所取得的重大医学和生命科学研究成果。

《周易》是怎么出现的？详细阅读其序言并对"四大经典"里有关脉学方面的内容进

行实践性知识回顾、实践性临床验证、实践性情景还原，作者发现，每当对疾病过程中的体表反应穴位进行调理，"寸口"脉象马上就会发生变化。在这样的一个医疗环境中，"反应穴位"始终发生着"虚实寒热"的属性改变和"层次转换"的浅深层次改变。这些属性改变和层次转换，还有深浅轻重转换，很多时候跟《周易》里的"六十四爻"图像彼此变化很相似。由此推论，"周公画爻"当时是借用了当时医学的科研成果，也就是对"腧穴"深浅层次转换的医学科研成果。由此作者认为古典中医形成的年代可以再向前推移到"殷商"之前的"伏羲"年代这一历史时期。

《周易》成书，分为两部分，前者是之前的"周公画爻""爻象"，后者是孔子"为易序辞"，最后才是我们现在所看到的《周易》。所以《周易》一书的成书过程，对于中国古典中医的形成发展历史具有重大考古价值。

近年来的考古工作发现，也包括中医学经络腧穴研究早期的发现，从安徽繁昌人字洞、陕西蓝田上陈遗址、河北阳原马圈沟遗址、云南元谋人遗址等，旧石器时代早期的考古发现，证明中华医药的文明进步在世界上是相当超前。

近来有关夏商周三代考古研究显示，夏王朝建立后形成都城面积达到二十多平方公里，比现在的安阳还大。数十年的中华文明探源工程实施的考古研究足以证明，距今五千多年前，中华民族就已成为世界上第一个医学文明大国。据最新测年数据显示，中华大地出现人类文明特别是医学文明的年代，可以上溯到公元前一万年，到了殷商西周时期已经达到了一个高峰。

第二章 "四大经典"的知识结构安排

在五千年的医学长河中，中国人逐渐形成了自己"既研究解剖，又研究气象"的"四大经典"论著和独有的"藏象医学"理论体系。到殷商西周一段时期，一个能圆满解释人体一切生理病理现象，能融汇解剖医学知识于一体的中国藏象医学"平脉查体"医疗模式和方法已经问世。从此，一个由中华民族创造的能彻底征服一切疑难疾病的气象医学模式在世界的东方出现。

中国古人特别重视医学教育，四大经典等医药书籍经过相当长一段历史时期不断修订，至商周时期可以说各个方面已日臻完备，以至于有了被系统整理出来的"三坟"医学巨著。

从理论性教材到临床各学科的教材，都出现了水平非常高超的和十分珍贵的医学教材资料。

"四大经典"的知识结构安排有一个特点。随着时代的发展变化，古典中医不断吸取人体解剖方面的医学知识来丰富和完善自己，形成在解剖医学理论基础上的以体表反应腧穴"阴阳五行"规律为基础的藏象医学理论体系。

在跟现代医学的区别上，古典中医，既研究"解剖"又研究"气象"，从而形成了人类历史上独有的一个名叫"藏象医学"的医学模式。

现存中医四大经典，包括《黄帝内经》(《素问》)，《黄帝外经》(《灵枢》)，《神农本草经》《难经》。在近些年出版的古籍中，一些人误以为"灵枢"和"素问"加在一起叫《黄帝内经》。

比如，《灵枢》作为古典中医的基础教材，所讲述的整个内容来看，主要讲中医学的病理生理学概念和基本治病原理。在排列次序上有一个很值得关注的细节，编排按九卷各九章的顺序，讲中医起源，讲"腧穴"反应阴阳的基本规律，讲中医学科学思维的物质基础。让人们能很清晰地了解中医学的理论基础是"腧穴"。其内容主要安排的是实验中医学方面的内容和知识，重点想交代给人们的是有关人体生命科学研究方面"天人合一"的深奥道理。

《黄帝内经》(《素问》)一书把可以作为理论基础的内容集中编排在一起。编排顺序是九卷各九章，讲养生的"上古天真论"篇，被安排在首卷首篇。紧接着就是人类顺应自然与自然和谐相处的"四气调神大论"篇。接下来才是介绍疾病预防的天文知识，天体跟人体在健康保障方面的"天人相应"关系，自然界六气运化基本规律，还有如何预防传染性疾病的运气学说，以及有关穴位治病原理，中药治疗操作要领所涉及的理法方治方面的许多原则和方法等。

对于历史经典的编排和分类，目前一些人认为，《黄帝内经》分上下部，上部为《灵枢》，下部为《素问》，这是不正确的。造成混乱的原因，大多是因为历代多重视临床书籍的学习，很少有人系统完整地读过和翻译过这些经典。据本书作者考证，其实至今仍被称为《灵枢》的就是历史上一直所推崇的《黄帝外经》。

需要指出的是，《黄帝外经》(《灵枢》)在排列次序上有一个很值得关注的细节。作为学习中医最基础的教材，内容最先安排的是实验中医学方面的知识。编排按九卷各九章的顺序，讲腧穴反应阴阳的基本规律的内容，如"九针十二原""本输""背腧""经脉""经筋""经别""皮部"等，都安排在第一卷。因为首先要交代给学生的是基本的治病原理，跟解剖医学不同的气象医学的生命科学道理。这样的教学和教材安排，就会让人很清晰地了解中医的起源，中医深奥的科学理论背后的物质形态基础。

第三章　历代正史名家著述医药典章

历代纂修正史名家著述，天文、乐律，以及医药、国家典章、方伎，《艺文志》诸书，许多内容，至今世人还不甚了解。《帝王世纪》考究记载："黄帝使岐伯尝味草木，定《本草经》，造医方以疗众疾。乃知本草之名，自黄帝始。"

李时珍对前朝医史资料经过多方考古论证，有段文字记载，《神农本草经》失传之后，陶弘景之前汉末李当之始加校修，至梁末陶弘景益以注释"古药三百六十五种，以应重卦"。

按《淮南子》记载，"《神农本草经》，旧说《本草经》三卷，神农所作"。神农尝百草之滋味，一日而七十毒，由是医方兴焉。"盖上古圣贤，具生知之智，故能辨天下品物之性味，合世人疾病之所宜"。

梁陶弘景，"魏以下名医所用药三百六十五种"，陶弘景著《名医别录》进上梁武帝。

弘景，字通明，归隐勾曲山，号华阳隐居。武帝每咨访之，年八十五卒，谥贞白先生。隐居先生在茅山之上，以吐纳余暇，游意方伎，览本草药性，以为尽圣人之心。故撰而论之，旧称《神农本经》。

论言"昔神农氏之王天下也，画八卦以通鬼神之情，造耕种以省杀生之弊，宣药疗疾以拯夭伤之命"。"伏羲、神农、黄帝"之书，此三道者（又称三坟），历众圣而滋彰。文王、孔子"象象、繇辞"，幽赞人天。"后稷、伊芳尹"，播厥百谷，惠被群生。"岐、黄、彭、扁"，振扬辅导，恩流含气，岁逾三千。《神农本草经》应与《素问》同类。"秦皇所焚，医方、卜术不预，故犹得全录"。

《药性论》，即《药性本草》，乃唐甄权所著也。权扶沟人，仕隋为秘省正字，又著

《脉经》《千金食治》。唐太宗时，年百二十岁，帝幸其第，访以药性，因上此书，授朝散大夫，其书论主治亦详。

唐孙思邈撰《千金备急方》三十卷，采摭素问、扁鹊、华佗、徐之才等所论补养诸说，及本草关于食用者，分米谷、果、菜、鸟兽、虫鱼为食治附之，亦颇明悉。思邈隐于太白山，隋、唐征拜皆不就，年百余岁卒。所著有《千金翼方》《枕中素书》《摄生真录》《福禄论》《三教论》《老子庄子注》。

《本草拾遗》，唐开元中三原县尉陈藏器撰。藏器，四明人。李时珍评价他，其所著述，博览群书，精核物类，订绳谬误，搜罗幽隐，自《本草》以来，一人而已。

《食性本草》，南唐陈士良撰。取神农、陶隐居、苏恭、孟诜、陈藏器诸家药，关于饮食者类之，附以食医诸方，及五时调养脏腑之法。

《开宝本草》，宋太祖开宝六年，刘翰、道士马志等九人，取唐、蜀本草详校，陈藏器《本草拾遗》诸书相参，增药一百三十三种。该书序曰：三坟之书，神农预其一，百药既辨，本草存其录。

《嘉补注本草》，宋仁宗嘉祐二年，光禄卿直秘阁掌禹锡、尚书祠部郎中秘阁校理林亿等同诸医官重修本草。新补八十二种，新定一十七种，共计一千八十二条，共二十卷。

《图经本草》，宋仁宗命掌禹锡等编绎本草，累年成书，凡二十一卷。考证详明，颇有发挥。

宋徽宗大观二年，蜀医唐慎微取《嘉补注本草》及《图经本草》合为一书，复增辑《唐本草》《陈藏器本草》、孟诜《食疗本草》。仍采《雷公炮炙》及《唐本》《食疗》、陈藏器诸说，并经、史、百家之书有关药物者，亦附之，共三十一卷，名《证类本草》。上之朝廷，改名《大观本草》。

《本草衍义》，宋政和中，医官通直郎寇宗撰，以《补注》及《图经》二书。援引辨证，发明良多，东垣、丹溪诸公亦尊信之。

《洁古珍珠囊》，金易州名医张元素所著。元素，字洁古，举进士不第，去学医，深阐轩、岐秘奥，参悟天人幽微。言古方新病不相能，自成家法。洁古辨药性之气味"阴、阳、浓、薄、升、降、浮、沉、补、泻"，辨"六气、十二经"及随证用药之法。立为主治、秘诀、心法、要旨。谓之《珍珠囊》，大扬医理。后人评价，《灵》《素》之下，一人而已。后人谓之《珍珠囊》为东垣所著，谬矣。又著《病机气宜保命集》四卷，一名《活法机要》，后人亦误作河间刘完素所著。

第四章 "用药法象"的"诸经向导"

《用药法象》这本书，共一卷，元真定名医李杲所著。杲，字明之，号东垣。通晓《春秋》、书、易，忠信有守，富而好施，受业于洁古，对其学，益加阐发，人称神医。李杲祖《洁古珍珠囊》，增以用药凡例，诸经向导，纲要活法。谓世人惑于内伤外感，混同施治。乃辨其脉证，元气阴火，饮食劳倦，有余不足。著《医学法门》九卷，《兰室秘藏》三卷。东垣最突出的贡献是在洁古的启发下，辨析经络脉法，分辨伤寒六经之则，并著《此事难知》二卷，书中别有痈疽、眼目诸内容。

《汤液本草》，书凡二卷，元医学教授，古赵王好古撰。好古，字进之，号海藏，东垣高弟，医之儒者也。好古取《本草》及张仲景、成无己、张洁古、李东垣之书，间附己意，集而为此。另外还著《汤液大法》四卷，《医垒元戎》十卷，《阴证略例》《癍论萃英》《钱氏补遗》各一卷。

以上著述，都是在"分经用药"也就是"药类法象"方面有所发挥的医家。后到李时珍《本草纲目》基本上保留了一些这方面内容，但"用药法象"的概念越来越不明确，影响了后世中药学的发展。

《本草衍义补遗》，元末朱震亨所着。震亨，义乌人，字彦修，从许白云讲道，世称丹溪先生。尝从罗太无学医，遂得刘、张、李三家之旨而推展之，称其为为医家宗主。所著还有《格致余论》《局方发挥》《伤寒辨疑》《外科精要新论》《风木问答》诸书。

《本草发挥》，全书共三卷，洪武时丹溪弟子山阴徐彦纯用诚所集。

《庚辛玉册》，宣德中，宁献王号仙，取崔《外丹本草》、土宿真君《造化指南》、独孤滔《丹房镜源》、轩辕述《宝藏论》、青霞子《丹台录》诸书编辑而成。《庚辛玉册》，所载金石草木可备丹炉者，以成此书。通计二卷，凡五百四十一品。所说出产形状，分别阴阳，亦可考据焉。王号仙，该通百家，还著有"医、卜、农、圃、琴、棋、仙学、诗家"诸书，凡数百卷。

《本草集要》，弘治中，时礼部郎中慈溪王纶，取本草常用药品，及洁古、东垣、丹溪所论序例，略节为八卷。纶，字汝言，号节斋，举进士，仕至都御史。

《本草蒙筌》，书凡十二卷，祁门医士陈嘉谟撰。谟，字廷采。颇有发明。便于初学，名曰《蒙筌》，诚称其实。

《本草纲目》，明楚府奉祠蕲州，李时珍东璧撰。搜罗百氏，访采四方。始于嘉靖壬子，终于万历戊寅，稿凡三易。分为五十二卷，列为一十六部，部各分类，类凡六十。标名为纲，列事为目。增药三百七十四种，方八千一百六十。

需要指出的是，分经用药是以经络穴位反应体征为依据的用药。后世凭脉象辨证开药实际上也是不够地道。所以我们还是要回归自然，从本源上了解一些药物学知识。

据人们传说，桐君，黄帝时臣也，曾有《桐君采药录》一书，是很重要的一部药物学专著，书凡二卷，纪其花叶形色，今已不传。

《雷公炮炙论》刘宋时雷公雷敩所著，非黄帝时雷公也。药凡三百种，为上、中、下三卷。

《雷公药对》，北齐徐之才撰。该书盖黄帝时雷公所著，之才增饰之尔。该书以众药的名品、君臣、性毒、相反及所主疾病，分类记之，凡二卷。徐之才，丹阳人，博识善医，历事北齐诸帝得宠，仕终尚书左仆射，年八十卒，《北史》有传。书中这个雷公跟《吴氏本草》所引雷公是一个雷公。

还有修《神农本草》的这个魏李当之，华佗弟子。书共三卷，而世少行。魏吴普，广陵人，华佗弟子。

李绩等修陶隐居所注《神农本草经》为《唐本草》，唐高宗时编注。

以上这些医家的功劳：炎晖纪物，识药石之功；云瑞名官，穷诊候之术。草木咸得其性，鬼神无所遁情。

第五章　四大经典之一《难经》

史称四大经典之一的《难经》是《黄帝内经》时期由官方组织编写的中医教材之一。《难经》又被称为《脉经》，王叔和的《脉经》所收载绝大部分脉诊内容都出自《难经》。东汉时医圣张仲景，三国时华佗，晋皇甫谧，唐孙思邈等历代著名医家，在他们自己的著作里都对《难经》推崇备至。

历史上中医有许多技术含量很高的书籍，比如有关药性的《神农本草经》《汤液经法》，有关针刺取穴的《明堂针灸图经》，有关分经用药的《汤液本草》。一些原著被私家收藏，有的被带入坟墓，所以大多已经遗失。只有《难经》这本书由于还不被一些普通人所重视，所以无形中幸运地被完整保存下来，为后人留下了一份宝贵的医学文化遗产。

长期从事中医文献的整理和考古工作发现，"寸口脉象"到"经络腧穴反应"的研究，是中华民族早期很重要的一项人体科学研究。大概在殷商之前，中国人的先祖就创造了人类医学史上的辉煌。

从脉诊的角度看，"脉、穴"之间"联动"现象的出现和由此兴起的联动检查的"脉诊"检查，"脉象"和"六部"经络穴位"六经脉动"，就好比"琴弦"上存在的"六律"一样，所以古人常常把"六经"比作"六律"。

按照古人的说法，人体"血气"循环有"血脉"与"气脉"之分。在"肺主气"和"气为血帅"的作用推动下，人体众多的"网络结构"所构成的电磁场，在病理状态下发生"电传导"时，就会形成各种病理"脉象"。以"动脉血管壁"为主所产生的传导，是结合了"心电、脉电、穴电"的一个共性传导过程。

据考证，大概在五千多年前我们的先祖从人体研究到天体研究，通过对"人体平面图"的设计，再到对"天体平面图"的设计，才有了对天体"东西南北"定位的"东方青龙、西方白虎、南方朱雀、北方玄武"和"二十八宿"星宿的定位研究。后世出土的"四气元神图"，就是对这一时期医学和人体科学研究的佐证。

《难经》所讲述的内容基本都是高层次的科学原理，恰好因为其知识面的高层次和深奥常常会被人误解，这就是至今学术界对《难经》学习一直不被重视和被冷落的原因。半个多世纪以来，在这样一个深层次和低层次的中西医文化碰撞和较量中，西方医学思维模式占了上风，因为西医表面看起来似乎客观科学而被大力宣传。一些国人受了西方文化思想影响，崇洋媚外之风日盛，最后西医占据了整个中国医药文化市场，中医治病的科学原理至今不被人接受。

在这里需要提出的一点是，中医治病的科学原理至今不被人接受，从事中医古籍翻译工作的一大批人有很大责任。确切地说，如果现在我们能从医学科学研究的高度来看待中国古典医学文献所阐述的疾病和人体科学原理，就会找到历代学者没有准确翻译出古典医学文献核心概念和核心内容的症结所在。

还有一点，一般来说，高科技年代必然会选择高科技的医学模式。从《难经》一书所记载的内容看，通篇都在讲"气象医学"的临床诊断和治疗规范，相当于一本辅导学习《黄帝内经》的讲义。内容包罗万象，但以阐明脉诊原理和穴位检查为重点。其中讲解人体经络脉象诊断原理，对藏象医学理论基础"阴阳五行"的阐述深入浅出，这些对提高临床医生业务水平会有很大启发。这就是中国古典医学文献作为医学经典所具有的超常的魅力。

第六章 《本草备要》序言

清代著名医家汪昂，在其《本草备要》一书序言中说：医学之要，莫先于切脉。脉候不真，则虚实莫辨，攻补妄施，鲜不夭人寿命者。其次，则当明药性，如病在某经当用某药，或有"因此经而旁达他经者"，必须依"子母补泻"原则，分经用药。是以"补母泻子，扶弱抑强"，义有多端，指不一般。自非"平脉查体"，脉穴联合诊察，用药难以肯綮。不但呼应不灵，或反致邪失正。先正云：用药如用兵，诚不可以不慎也。

汪氏所处年代，已经是"四大经典"学习被长期荒废的时代，所以他直说，"泛览诸书，惟《灵素》《难经》之书，奥衍宏深，不易究殚，不及"仲景、叔和"之书。

自唐宋而下，名家百氏方书，非不灿陈，而意蕴殊少诠释。如本草第言治某病某病，而不明所以主治之由。医方第云，用某药某药，而不明所以当用之理。

他如《主治》《指掌》《药性歌赋》，聊以便初学之诵习，要则要矣，而未能备也。近如《蒙筌》《经疏》，世称善本。《蒙筌》附类，颇着精义，然文拘对偶，辞太繁缛，而阙略尚多。《经疏》发明主治之理，制方参互之义，多有新意。

今之重梓《本草备要》是书，正以其浅而易明，略而知要，以便于人人之用耳。若夫高材敏达之士，欲广究医理之奥，则最古之《内经》《难经》《神农本草经》，最博学之《千金》《外台》诸书，原不以浅略域之也。

汪氏解读药性用法，论言：凡药色青、味酸、气臊、性属木者，皆入足厥阴肝、足少阳胆经（肝与胆相表里，胆为甲木，肝为乙木）；色赤、味苦、气焦、性属火者，皆入手少阴心，手太阳小肠经（心与小肠相表里，小肠为丙火，心为丁火）；色黄、味甘、气香、性属土者，皆入足太阴脾、足阳明胃经（脾与胃相表里，胃为戊土，脾为己土）；色白、味辛、气腥、性属金者，皆入手太阴肺、手阳明大肠经（肺与大肠相表里，大肠为庚金，肺为辛金）；色黑、味咸、气腐、性属水者，皆入足少阴肾、足太阳膀胱经（肾与膀胱相表里，膀胱为壬水，肾为癸水）。凡一脏配一腑，腑皆属阳，故为甲、丙、戊、庚、壬；脏皆属阴，故为乙、丁、己、辛、癸也。

十二经中，唯"心主"手厥阴心包经、"相火命门"手少阳三焦经无所主。其经通于足厥阴、少阳。厥阴主血，诸药入肝经血分者，并入心包。少阳主气，诸药入胆经气分者，并入三焦。命门相火，散行于三焦、心包络。故入命门者，并入三焦，此诸药入诸经之部分也。

汪氏解释说：药有相须者，同类而不可离也（如黄柏、知母、破故纸、胡桃之类）；相使者，我之佐使也；相恶者，夺我之能也；相畏者，受彼之制也；相反者，两不可合也；相杀者，制彼之毒也。

汪氏解释《黄帝内经》"脏气法时论"一文的相关内容时，是这么理解和解释的：

肝苦急（血燥苦急），急食甘以缓之；肝欲散（木喜条达），急食辛以散之；以辛补之，以酸泻之（以散为补，以敛为泻）。

心苦缓（缓则散逸），急食酸以收之；心欲软，急食咸以软之；以咸补之（按：水能克火，然心以下交于肾为补，取既济之义也），以甘泻之。

脾苦湿，急食苦以燥之；脾欲缓（舒和），急食甘以缓之；以甘补之，以苦泻之。

肺苦气上逆（火旺克金），急食苦以泻之；肺欲收，急食酸以收之；以酸补之，以辛泄之。

肾苦燥，急食辛以润之；肾欲坚（坚固则无狂荡之患），急食苦以坚之；以苦补之，以咸泻之。此五脏补泻之义也。

在此要说明的是，对于如此重要的用药原则，汪氏所了解的知识，不足以解释这样的经典用药原则。因为当时的中医教学环境已经走向了"经验医学"的传承模式，已经脱离了"实验医学"的理论指导和学习氛围。

接下来，作者按照"六气"和"六淫"的气候变化用药的方针和原则，汪氏的解释也就情有可原了。

风淫于内，治以辛凉，佐以苦甘，以甘缓之，以辛散之。

汪氏解释：风属木，辛为金，金能胜木，故治以辛凉。过辛恐伤真气，故佐以苦甘，苦胜辛，甘益气也。木性急，故以甘缓之。木喜条达，故以辛散之。

热淫于内，治以咸寒，佐以苦甘，以酸收之，以苦发之。

汪氏解释：水胜火，故治以咸寒。甘胜咸，佐之所以防其过，必甘苦者，防咸之过，而又以泻热气佐实也。热淫故以酸收之，热结故以苦发之。

湿淫于内，治以苦热，佐以酸淡，以苦燥之，以淡泄之。

汪氏解释：湿为土气，苦热皆能燥湿，淡能利窍渗湿，用酸者，木能制土也。

火淫于内，治以咸冷，佐以苦辛，以酸收之，以苦发之。

汪氏解释：相火畏火也，故治以咸冷。辛能滋润，酸能收敛，苦能泄热，或从其性而升发之也。

燥淫于内，治以苦温，佐以甘辛，以苦下之。

汪氏解释：燥属金，苦属火，火能胜金，故治以苦温。甘能缓，辛能润，苦能下，故以为佐也。

寒淫于内，治以甘热，佐以苦辛，以咸泻之，以辛润之，以苦坚之。

汪氏解释：土能制水，热能胜寒，故治以甘热。苦而辛，亦热品也。伤寒内热者，以咸泻之。内燥者，以辛润之。苦能泻热而坚肾，泻中有补也。

故汪氏解释说，此六淫主治各有所宜，故药性宜明而施用贵审也。

论言：多食咸，则脉凝泣（涩同）而变色（脉即血也，心合脉，水克水）。

多食苦，则皮槁而毛拔（肺合皮毛，火克金）。

多食辛，则筋急而爪枯（肝合筋，爪者筋之余。为金克木，按肝喜散，故辛能补肝，唯多则为害）。

多食酸，则肉胝而唇揭（脾合肉，其华在唇，水克土，胝音支，皮浓也）。

多食甘，则骨痛而发落（肾合骨，其华在发，土克水）。此五味之所伤也。

以上汪氏所言，确实是用心良苦，但他自己还是很谦虚的，他最后说：良用忧然。不揣固陋，爰采诸家之长，辑为《本草备要》《医方集解》二篇。苟小道之可观，倘不至致远之恐泥也乎！

第七章 历代医家书目简要

现在很多古典医书已经不复存在，很多书中文字也可能被后人大肆改动，所以重新修复难度很大。从考古来说，只能把一些比较重要的书目展示给大家。据资料记载，《黄帝内经》等书目都有不同版本，记录如下：

《黄帝素问》《开元广济方》《天宝单行方》《贞元集要广利方》《太平圣惠方》《太仓公方》《扁鹊方》《金匮玉函经》《华佗方》《伤寒论》《太医方》《随身备急方》《徐文伯方》《古今录验方》《秦承祖方》《外台秘要方》《华佗中藏经》《延龄至宝方》《范汪东阳方》《千金备急方》《食忌》《千金翼方》《孙真人枕中记》《席延赏方》《千金髓方》《叶天师枕中记》《箧中秘宝方》《箧中方》《传信方》《续传信方》《延年秘录》《御药院方》《纂要方》《刘涓子鬼遗方》《乘闲集效方》《百病方》《孙兆口诀》《梅师集验方》《海上集验方》《集验方》《必效方》《伤寒类要》《药准》《简要济众方》《塞上方》《劳瘵方》《近效方》《普救方》《神仙服食方》《威灵仙传》《寒食散方》《灵枢经》《玄密》《医说》《黄帝书》《褚氏遗书》《医史》《难经》《圣济总录》《圣济经》《针灸甲乙经》《药性赋》《病机赋》《脉经》《金匮要略》《服食经》《病原论》《神农食忌》《神仙服食经》《经心录》《魏武帝食制》《食经》《资生经》《食治通说》《饮膳正要》《原病式》《太清灵宝方》《玄明粉方》《宣明方》《脉诀刊误》《本草指南》《证治本草》《造化指南》《医余录》《人参传》《艾叶传》《医学启源》《菖蒲传》《医鉴》《活法机要》《洁古家珍》《医学发明》《辨惑论》《脾胃论》《兰室秘藏》《东垣试效方》《卫生宝鉴》《医家大法》《医垒元戎》《此事难知》《阴证发明》《儒门事亲》《炼丹药秘诀》《名医录》《格致余论》《局方发挥》《丹溪纂要》《丹溪医案》《丹溪心法》《丹溪心法》《丹溪心法附余》《丹溪活套》《三因方》《撄宁心要》《惠民和剂局方》《千金月令方》《济生方》《易简方》《是斋指迷方》《仁斋直指方》《济生拔萃方》《选奇方》《易简方》《杨氏家藏方》《本事方》《鸡峰备急方》《养生主论》《真西山卫生歌》《九龠卫生方》《岭南方》《岭南卫生方》《医学正传》《养生必用方》《普济方》《证治要诀》《医学纲目》《孙氏仁存堂经验方》《金匮钩玄》《医学指南》《杨氏颐真堂经验方》《玉机微义》《医学切问》《陆氏积德堂经验方》《医经国小》《溯洄

集》《袖珍方》《医学集成》《医林正宗》《法生堂经验方》《总要》《医方大成》《瑞竹堂经验方》《医学统旨》《得效方》《积善堂经验方》《医林集要》《乾坤生意》《德生堂经验方》《乾坤秘韫》《韩氏医通》《方外奇方》《徐氏家传方》《张三丰仙传方》《海上方》《郑氏家传方》《王氏奇方》《海上仙方》《医方捷径》《保庆集》《保生余录》《神医普救方》《究源方》《明医杂着》《摄生妙用方》《如宜方》《济生秘览》《王氏手集》《萧静观方》《郑师甫方》《锦囊秘览》《唐仲举方》《杨尧辅方》《金匮名方》《严月轩方》《芝隐方》《通妙真人方》《三十六黄方》《十药神书》《玄感传尸论》《伤寒论》《上清紫庭追劳方》《南阳活人书》《伤寒书》《伤寒总病论》《伤寒蕴要》《伤寒明理论》《伤寒直格》《伤寒六书》《活人书括》《妇人良方》《外科精要》《妇人方》《妇人良方补遗》《济阴方》《妇人明理论》《妇人千金家藏方》《便产须知》《二难宝鉴》《妇人经验方》《小儿直诀》《痘疹管见》《痘疹证治》《痘疹要诀》《外科心法》《外科通玄论》《外科发挥》《外科经验方》《外科精义》《外科秘传》《痈疽方论》《外科集验方》《眼科龙木论》《飞鸿集》《原机启微集》《明目经验方》《宣明眼科》《眼科针钩方》《咽喉口齿方》。

另有"经史百家书目提要"：《易经注疏》《诗经注疏》《尔雅注疏》《尚书注疏》《春秋左传注疏》《孔子家语》《礼记注疏》《周礼注疏》《列子》《庄子》《荀子》《淮南子鸿烈解》《吕氏春秋》《抱朴子》《战国策》《史记》《汉书》《后汉书范晔》《三国志》《晋书》《宋书》《梁史》《北史》《隋书》《唐书》《轩辕本纪》《穆天子传》《秦穆公传》《蜀王本纪》《鲁定公传》《汉武故事》《汉武内传》《壶居士传》《崔魏公传》《李宝臣传》《何君谟传》《李孝伯传》《李司封传》《柳宗元传》《梁四公子记》《唐武后别传》《神仙传》《列仙传》《搜神记》《紫灵元君传》《南岳魏夫人传》《三茅真君传》。

第八章 "本草"用药秘诀精要精选

上药一百二十种为君，主养命以应天，无毒，多服、久服不伤人。欲轻身益气，不老延年者，本上经。

中药一百二十种为臣，主养性以应人，无毒、有毒，斟酌其宜。欲遏病，补虚赢者，本中经。

下药一百二十五种为佐使，主治病以应地，多毒，不可久服。欲除寒热邪气，破积聚愈疾者，本下经。

三品合三百六十五种，法三百六十五度，一度应一日，以成一岁。倍其数，合七百三十名也。

按上品药性，一百二十种者，当谓寅、卯、辰、巳之月，法万物生荣时也。亦能遣疾，但势力和浓，不为速效。岁月常服，必获大益。病既愈矣，命亦兼申，天道仁育，故曰应天。

中品药性，一百二十种，当谓午、未、申、酉之月，法万物成熟时也。疗病之辞渐深，轻身之说稍薄，祛患为速，延龄为缓。人怀性情，故曰应人。

下品药性一百二十五种者，当谓戌、亥、子、丑之月，法万物枯藏时也，兼以闰之盈数焉。专主攻击，毒烈之气，倾损中和，不可常服，疾愈即止。地体收杀，故曰应地。

若单服或配隶，自随人患，参而行之，不必偏执也。

药有君臣佐使，以相宣摄。合和宜一君、二臣、三佐、五使，又可一君、三臣、九佐使也。

用药犹如立人之制，若多君少臣、多臣少佐，则气力不周也。大抵养命之药多君，养性之药多臣，疗病之药多佐，犹依本性所主，而复斟酌之。

上品君中，复有贵贱；臣佐之中，亦复如之。所以门冬、远志，别有君臣；甘草国老，大黄将军，明其优劣，皆不同秩也。

以上方制君臣者，主病之谓君，佐君之谓臣，应臣之谓使。

为君者最多，为臣者次之，佐者又次之。药之于证，所主同者，则各等分，或云力大者为君。

凡药之所用，皆以气味为主。补泻在味，随时换气。主病为君，假令治风，防风为君；治寒，附子为君；治湿，防己为君；治上焦热，黄芩为君；治中焦热，黄连为君。

兼见何证，以佐使药分治之，此制方之要也。

药有阴阳配合，子母兄弟。凡天地万物皆有阴阳、大小，各有色类，并有法象。故羽毛之类，皆生于阳而属于阴；鳞介之类，皆生于阴而属于阳。

所以空青法木，故色青而主肝；丹砂法火，故色赤而主心；云母法金，故色白而主肺；雌黄法土，故色黄而主脾；磁石法水，故色黑而主肾。

药有单行者，有相须者，有相使者，有相畏者，有相恶者，有相反者，有相杀者。

凡此七情，合和视之。当用相须、相使者良，勿用相恶、相反者。若有毒宜制，可用相畏、相杀者；不尔，勿合用也。

药有七情，独行者，单方不用辅也。相须者，同类不可离也，如人参、甘草，黄柏、知母之类。相使者，我之佐使也。相恶者，夺我之能也。相畏者，受彼之制也。相反者，两不相合也。相杀者，制彼之毒也，古方多有用相恶、相反者。

盖相须、相使同用者，帝道也；相畏、相杀同用者，王道也；相恶、相反同用者，霸道也。有经有权，在用者识悟尔。

药有酸、咸、甘、苦、辛五味，又有寒、热、温、凉四气，凡称气者，是香臭之气。其寒、热、温、凉，是药之性。且如白鹅脂性冷，不可言气冷也。四气则是香、臭、腥、臊。如蒜、阿魏、鲍鱼、汗袜，则其气臭；鸡、鱼、鸭、蛇，则其气腥；狐狸、白马茎、人中白，则其气臊；沉、檀、龙、麝，则其气香是也。

寒、热、温、凉是性，香、臭、腥、臊是气。

味有五，气有四。五味之中，各有四气。温、热者，天之阳；寒、凉者，天之阴；辛、甘者，地之阳；咸、苦者，地之阴。

本草五味不言淡，四气不言凉，只言温、大温、热、大热、寒、大寒、微寒、平、小毒、大毒、有毒、无毒，何也？然，淡附于甘，微寒即凉也。

病有久新，方有大小，有毒无毒，固宜常制。大毒治病，十去其六；常毒治病，十去其七；小毒治病，十去其八；无毒治病，十去其九。

谷、肉、果、菜，食养尽之，无使过之，伤其正也。耐毒者，以浓药；不胜毒者，以薄药。

凡用药必须择土地所宜者，则药力具，用之有据。

药性有宜丸者，宜散者，宜水煮者，宜酒渍者，宜膏煎者，亦有一物兼宜者，亦有不可入汤酒者，并随药性，不得违越。

按病有宜服丸、服散、服汤、服酒、服膏煎者，亦兼参用，察病之源，以为其制。炼蜜丸者，取其迟化而气循经络也。

病在头面及皮肤者，药须酒炒；在咽下脐上者，酒洗之；在下者，生用。寒药须酒浸曝干，恐伤胃也。当归酒浸，助发散之用也。

酒制升提，姜制发散。入盐走肾而软坚，用醋注肝而住痛。童便制，除劣性而降下；米泔制，去燥性而和中。乳制润枯生血，蜜制甘缓益元。陈壁土制，窃真气骤补中焦；

麦麸皮制，抑酷性勿伤上膈。乌豆汤、甘草汤渍曝，并解毒致令平和。

欲疗病，先察其源，先候病机。五脏未虚，六腑未竭，血脉未乱，精神未散，服药必活。若病已成，可得半愈。病势已过，命将难全。

病有六不治：骄恣不论于理，一不治；轻身重财，二不治；衣食不适，三不治；阴阳脏气不定，四不治；形羸不能服药，五不治；信巫不信医，六不治。

失于不审，失于不信，失于过时，失于不择医，失于不识病，失于不知药。

一曰虚，二曰实，三曰冷，四曰热，五曰邪，六曰正，七曰内，八曰外也。

凡治病，察其形气色泽，观人勇怯、骨肉、皮肤，能知其情，以为诊法。气味有浓薄，性用有躁静，治体有多少，力化有浅深。正者正治，反者反治。

用热远热，用寒远寒，用凉远凉，用温远温。发表不远热，攻里不远寒；不远热则热病至，不远寒则寒病至。

治热以寒，温而行之；治寒以热，凉而行之；治温以清，冷而行之；治清以温，热而行之。木郁达之，火郁发之，土郁夺之，金郁泄之，水郁折之。气之胜也，微者随之，甚者制之；气之复也，和者平之，暴者夺之。高者抑之，下者举之，有余折之，不足补之，坚者削之，客者除之，劳者温之，结者散之，留者行之，燥者濡之，急者缓之，散者收之，损者益之，逸者行之，惊者平之，吐之、汗之、下之、补之、泻之，久新同法。

又曰：逆者正治，从者反治。反治者，热因寒用，寒因热用，塞因塞用，通因通用。

必伏其所主，而先其所因。其始则同，其终则异。可使破积，可使溃坚，可使气和，可使必已。

诸寒之而热者取之阴，热之而寒者取之阳，所谓求其属以衰之也。病在胸膈以上者，先食后服药；病在心腹以下者，先服药而后食。病在四肢血脉者，宜空腹而在旦；病在骨髓者，宜饱满而在夜。

第九章 "扁鹊医道"和《难经》"脉法"论要

论要一：中医诊法，了解全身病变情况，为什么要独取"寸口"这个部位？

原文：一难曰：十二经皆有动脉，独取寸口，以决五脏六腑死生吉凶之法，何谓也？然，寸口者，脉之大会，手太阴之脉动也。人一呼脉行三寸，一吸脉行三寸，呼吸定息，脉行六寸。人一日一夜，凡一万三千五百息，脉行五十度周于身，漏水下百刻，荣卫行阳二十五度，行阴亦二十五度，为一周也，故五十度复会于手太阴。寸口者，五脏六腑之所终始，故法取于寸口也。

有大量临床资料和临床实践证实，寸口脉能集中观察全身的穴位反应变化，是唯一能比较准确地反应出疾病穴位变化的部位。此外，从气血流注的时刻算，假如从肺经的中府穴开始，循环一周后时刻正好定在代表肺经属性的金穴经渠穴的位置上。所谓"人一呼脉行三寸，一吸脉行三寸，呼吸定息，脉行六寸。人一日一夜凡一万三千五百息，脉行五十度，周于身。漏水下百刻，荣卫行阳二十五度"，行阴亦二十五度，五十周后恰好周而复始又回到原来的起始部位经渠穴上。这一长度跟地球在宇宙中运行的时间和圆周刻度恰好跟十二经脉总长度大致相符。

论要二：中医平脉查体，"脉、穴"联合检查，"参合内证、外证"诊断，怎样全面观察病情？

原文：十六难曰：脉有三部九候，有阴阳，有轻重，有六十首，一脉变为四时，离圣久远，各自是其法，何以别之？然，是其病有内外证。其病为之奈何？然，假令得肝脉，其外证：善洁，面青，善怒；其内证：脐左有动气，按之牢若痛；其病：四肢满，闭淋，溲便难，转筋。有是者肝也，无是者非也。假令得心脉，其外证：面赤，口干，喜笑；其内证：脐上有动气，按之牢若痛；其病：烦心，心痛，掌中热而哕。有是者心也，无是者非也。假令得脾脉，其外证：面黄，善噫，善思，善味；其内证：当脐有动气，按之牢若痛；其病：腹胀满，食不消，体重节痛，怠惰嗜卧，四肢不收。有是者脾也，无是者非也。假令得肺脉，其外证：面白，善嚏，悲愁不乐，欲哭；其内证，脐右有动气，按之牢若痛；其病：喘咳，洒淅寒热，有是者肺也，无是者非也。假令得肾脉，其外证：面黑，善恐欠；其内证：脐下有动气，按之牢若痛；其病：逆气，小腹急痛，泄如下重，足胫寒而逆。有是者肾也，无是者非也。

很早以前古人就已经归纳出了利用脉象跳动规律判断体表反应穴位的"平脉辨经"方法。用一种"内外证"验证法来弥补这种脉象主病法在诊断上的漏洞。

具体操作方法：假设该患者患的是肝病，出现了肝的脉象，其体表肚脐左边有动气，按之牢若痛。同时可以见到"善洁、面青、善怒"的外在表现，还出现四肢肿胀，小便闭结不通，大便小便困难，小腿肚及各处的肌肉转筋等临床症状。

假设该患者患的是心病，出现了心脉，其体表肚脐上边有动气，按之牢若痛。同时可以见到"面赤、口干、喜笑"的外在表现，还出现烦心，心痛，掌中热而烦等临床症状。

假设该患者患的是脾病，出现了脾脉，其体表肚脐中间有动气，按之牢若痛。同时可以见到"面黄、善噫气、善思、善味"的外在表现，还出现腹部胀满，食不消化，身体沉重，肢节疼痛，懒惰想睡觉，四肢无力等临床症状。

假设该患者患的是肺病，出现了肺脉，其体表肚脐右边有动气，按之牢若痛。同时可以见到"面白、善嚏、悲愁不乐、欲哭"的外在表现，还出现喘咳，寒战、发热、发冷等临床症状。

假设该患者患的是肾病，出现了肾脉，其体表肚脐下边有动气，按之牢若痛。同时可以见到"面黑、善恐、善打呵欠"的外在表现，还出现逆气，小腹急痛，泄泻，里急后重，足胫寒凉而逆冷等临床症状。

简单来说，临床上凭借以上五脏脉象，还有"肚脐"上的"动气"变化，同时再具备以上各条相关的临床表现，就可以对该患者所患的疾病做出相应诊断。

论要三：人体"脉象与腧穴"联合诊察，即对于"十二经脉者，皆系于生气之原"的解释。

原文：八难曰，寸口脉平而死者，何谓也？然，诸十二经脉者，皆系于生气之原。所谓生气之原者，谓十二经之根本也，谓肾间动气也。此五脏六腑之本，十二经脉之根，呼吸之门，三焦之源，一名守邪之神。故气者，人之根本也，根绝则茎叶枯矣。寸口脉平而死者，生气独绝于内也。

皮肤上有一层储备生命信息的网络结构，产生的生生之气对抗着各种病变所产生的邪气。

防卫机体的这种气叫卫气，供给运送营养物质循环于血脉之中的叫营气。营卫二气又都受制于一种调控全身神经体液代谢的"三焦之气"。

这"三焦之气"漫布全身十二条经络。十二条经络之气发源于三百六十五个每一个腧穴"原点"。所谓"十二经脉者，皆系于生气之原"，所谓生气之原者，谓十二经之根本，又称之肾间动气。此五脏六腑之本，十二经脉之根，呼吸之门，三焦之源。

"三焦之原"又被称之为"守邪之神"，这是人体靠遗传基因携带的天然的调控系统。有元气才有经气，有经气才有生命。脑髓、五脏六腑无论哪一个系统都靠这一调控系统协调，靠它跟外界取得联系。如果经气枯竭，元气不存，如根绝茎叶枯萎。没有出现异常脉象，寸口脉平而死者，是它的生气早已断绝的缘故。

论要四："脉穴联合诊察"查找反应穴位，将声、色、臭、味和穴位皮肤颜色与脉象参合进行诊断。

原文：十三难曰：经言见其色而不得其脉，反得相胜之脉者，即死，得相生之脉者，病即自已。色之与脉，当参相应，为之奈何？然，五脏有五色，皆见于面，亦当与寸口、尺内相应。假令色青，其脉当弦而急；色赤，其脉浮大而散；色黄，其脉中缓而大；色白，其脉浮涩而短；色黑，其脉沉濡而滑。此所谓五色之与脉，当参相应也。脉数，尺之皮肤亦数；脉急，尺之皮肤亦急；脉缓，尺之皮肤亦缓；脉涩，尺之皮肤亦涩；脉滑，尺之皮肤亦滑。五脏各有声色臭味，当与寸口、尺内相应，其不应者，病也。假令色青，其脉浮涩而短，若大而缓，为相胜；浮大而散，若小而滑，为相生也。经言：知一为下工，知二为中工，知三为上工。上工者十全九，中工者十全八，下工者十全六，此之谓也。

本篇是继《黄帝内经》之后强调脉象与腧穴联合诊察的重要篇章，是对个别人炫耀"独取寸口"诊法的严厉批评。色之与脉当参相应：面色青，其脉当弦而急；面色赤，其脉当浮大而散；面色黄，其脉当缓而大；面色白，其脉当浮涩而短；面色黑，其脉当沉濡而滑。

尺肤是全身皮肤这个"三焦"器官的代表，代表了穴位反应系统，"脉数，尺之皮肤亦数；脉急，尺之皮肤亦急；脉缓，尺之皮肤亦缓；脉涩，尺之皮肤亦涩；脉滑，尺之皮肤亦滑"。"知一为下工，知二为中工，知三为上工。上工治病十全九，中工治病十全八，下工治病十全六"，所以古人一再强调临床必须"脉象与腧穴"，以及全身各部详细地进行全经络脉诊查体联合诊察方可称得上好医生。

这段文字说明了单纯依靠寸口脉诊、独取寸口脉象诊断在临床上的不足和缺陷，并强调了五脏脉诊中寸口脉诊当与尺内皮肤相参合诊断，当与声、色、臭、味的诊断相结合的重要。尺肤在这里代表了穴位反应的一般规律，也泛指整个反应穴位检查。这就是《难经》最早提出"脉象与腧穴联合辨经诊法"本义的出处。如果坚持"独取寸口"脉诊的医生只能算得上"下工"，脉象参合穴位反应点以及"声、色、臭、味"全方位的检查才会是一个"上工"。

另外，在古时候中医查体医疗中，还强调了五脏"声、色、臭、味"当与寸口、尺内皮肤相参合诊断的诊疗程序。如果出现不协调现象，说明有病变存在。对于疾病采用的判断方法很多，若患者色青，其脉应当浮涩而短，假若出现大而缓的脉象，就称为"相胜"；假若出现浮大而散的脉象，就称为"相反"；假若出现小而滑的脉象，就称为"相生"。古人对于疾病的诊断方法很多，必须全面掌握。

第八篇 古典中医「扁鹊医道」考古传承

第一章 "脉"由"河图、洛书"出论

中医考古发现，有文字记载，"脉出于，河图、洛书"，并加以解释说：夫河图者，当伏羲之时，有龙马负图而出于河。是"图"即龙马背上之旋毛罗纹是然。有如是，其文则：一六在下，二七在上，三八在左，四九在右，五十居中。合"上下左右中间"之罗纹，共计之，则五十有五焉！

夫洛书者，乃大禹治水之时，有神龟负书而出于洛。是"书"即其神龟背上之自然之文，重叠纵横，状如折甲。有如是，其文则：戴九履一，左三右四，二四为肩，六八为足。

又朱子曰：天以"阴阳五行"化生万物。人在天地之间，是亦物也，但物得其偏，人得其全耳。苟欲明"阴阳五行"之理，舍"河图洛书"而不能登堂入室也。

以上文字，基本讲到了"河图、洛书"的发现促成了"中国脉象学"走向成熟的基本情况。也就是说，如果没有"河图、洛书"的发现和启发，或许流传数千年的"中国脉诊"理论和技术就不会出现，就不能形成后来这样具有高深理论和诊断学基础的"中国式体检"方法。

近年来，作者经过大量经典文字整理发掘和考古发现，证实古人从一个一个穴位反应观察开始，到发现"寸口脉"部位能够集中观察全身的穴位反应情况，最后上升为一个理论体系，完整和科学性很高的疾病诊断方法，是受到了"河图、洛书"的启发。

"寸口脉"能集中观察全身的穴位反应情况，所以称之"脉之大会"。"脉出于，河图、洛书"，这些记载，同样在向我们提示，人体疾病过程中用以诊察疾病的"脉"，并不简单地就是单指"寸口脉"，也包括全身的反应穴位诊察。

"阴阳五行"是中医理论的基础，是通过长期经络穴位检查总结出来的疾病规律，是在"反应腧穴"检查的医疗实践中，发现"反应腧穴"具有"节段性和层次方面"所存在的客观规律。"腧穴"理论作为中医理论的核心理论和指导思想，所以称"阴阳五行"为中医理论的基础。

有文字记载，后世一些医家，将"阴阳八卦"自然之理，经过反复推演，跟数字符号"木火土金水"相配，以"一六为水，二七为火，三八为木，四九为金，五十为土"。从而得知"伏羲画八卦"，在伏羲胸中，原有"阴阳五行"之理，所以一见斯物，适合于人体科学这一"腧穴"反应规律，因之而"画八卦"以表示之。

世界上每一个人对自身健康肯定都特别重视，包括现在我们大家都十分关心医学的科学发展。这些属于医学"数学化"的成就，在《灵枢·本输》中做了具体的"数字"相配，五腧穴"井荥俞经合"配"木火土金水"。

正如后世曾有专家评论金元时期医家张洁古说，观洁古《脉数通论》，夫脉乃五行之数，各有生成之用，相克之数。木得金而伐，火得水而减，金得火而缺，土得木而亏，水得土而绝。五脏应五行，各有相生相胜之理，得相生者愈，相胜者死。

同样还有专家评价说，洁古，东垣之师也，东垣又为海藏之师也，其家学渊源，相与潜心乎知脉诊如此。河图与洛书者，相为经纬，同样，人生亦生于"五行"之中，亦具有生克之理。然千载以下，能窥其奥者，唯洁古一人而已。这个张洁古，亦名张元素，金元四大家时期中医盛世的开创人。

同样的记载，《春秋纬》曰：圆者星也，历纪之数，圆出马背旋毛文，故圆曰图；书出龟背罗甲文，故方曰书。河以通天，出天苞，洛以流地，出地符。河通于天，龙马负图，以出于天，其位：一六居下，二七居上，三八居左，四九居右，五十居中。洛流于地，神龟负书，以出于洛，其位：戴九履一，左三右七，二四为肩，六八为足。

以上之文字记载，虽然没有提到其根本在于中医脉诊和腧穴反应规律的观察，但通过反应穴位诊断和治病的神奇效果证实，人体除解剖概念的内脏之外，在血脉运行的皮肤器官上还存在某种神秘的物质，比如我们今天所说的"暗物质"，"脉"的根就在这些"暗物质"中。

第二章　古典中医"平脉查体"医疗模式

"平脉查体"是中医治病诀窍，追溯历史，中国藏象医学"平脉查体"医学模式，到《黄帝内经》成书时期基本得到完善。古语说的看病，严格地说，就是看发生在皮肤层面的疾病反应。

"寸口"脉象与反应穴位诊断自古是连在一起的，合起来叫"中医查体"。记载在古籍里的中医，强调"平脉查体"的医疗模式，跟当今现行中医差异很大。寸口脉能集中观察全身的病变情况。《难经》二十三难有一段文字，"皆因其原，如环无端。转相灌溉，朝于寸口、人迎，以处百病，而决死生也"，重申寸口脉能集中观察全身的病变情况。脉象与腧穴联合诊察，十二经脉朝于寸口、人迎，以处百病而决死生。通过脉象来监测穴位反应情况，是源自古人的发明创造。在大多数危重疾病中，密切注视脉象和穴位变化，"色之与脉当参相应"，强调五脏各自的"声、色、臭、味"当与寸口、尺内皮肤相参合诊断的诊疗程序，适时地有效调节才不会出现事故。

中医平脉查体医疗是世界医学史上无与伦比的疾病诊断方法。《难经》强调脉象与腧穴联合诊察，提倡四诊合参的脉诊方法。所谓"知一为下工，知二为中工，知三为上工。上工治病十全九，中工治病十全八，下工治病十全六"。

《难经》所讲述的内容基本都是高层次的科学原理，恰好因为其知识面的高层次和深奥故常常会被人误解。这就是至今学术界对《难经》学习一直不被重视和被冷落的原因。在这里需要指出的一点是，中医治病的科学原理至今不被人接受，从事中医古籍翻译工作的一大批人有很大责任。确切地说，如果现在我们能从医学科学研究的高度来看待中国古典医学文献所阐述的疾病和人体科学原理，就会找到历代学者没有准确翻译出古典医学文献核心概念和核心内容的症结所在。

还有一点，一般来说，高科技年代必然会选择高科技的医学模式。从《难经》一书所记载的内容看，通篇都在讲"气象医学"的临床诊断和治疗规范，相当于一本辅导学习《黄帝内经》的讲义，内容包罗万象，以阐明脉诊原理和穴位检查为重点。其中讲解人体经络脉象诊断原理，对藏象医学理论基础"阴阳五行"的阐述深入浅出，这些对提高临床医生业务水平会有很大启发，这就是中国古典医学文献作为医学经典所具有的超常的魅力。

根据《难经》，作者设计了"脉图"以及"脉图诊断"的新方法。整个诊疗过程，完全形成了一个以"平脉查体"为基本医疗程序的新医学模式。如此程序化操作，每一个患者都会有一个反应病情的"反应穴位"分布图出现。无论给患者开药还是针刺、艾灸，甚至刮痧、拔罐，统统离不开这一"穴位反应"分布图的指导。古语所说的"用药如用兵"的理念，在这里得到充分验证和实施。

具体操作时，比如患者需要用药，从"寸口"脉诊，再到系统的经络查体，通过一个个穴位检查，务必找到与病情相关的疾病反应点。通过这样一些疾病反应点及其体征的认定，才能从八纲"寒热虚实"辨证中开出理想药方。同样，针刺、艾灸等外治方法，也需要这一方法为之提供一个精准调理的治疗部位。

论言："声合五音，色合五行，脉合阴阳"，"脉象学"就是通过树立"五脏脉论"的观念，一改以前脉象主病的通俗做法。

"脉象"就是穴位反应综合能力的表现。"寸口"脉诊是中医诊断学的重要内容，是"灵兰秘典"珍藏的有深层科学内涵的医学宝藏。是"人体气象"这一人体科学研究的重要课题。《素问·平人气象论》是阐述这一方面的一篇专著。

脉诊有广义和狭义之分。寸口脉诊属于狭义的脉诊，用法上好比是对人体做了大概的了解。穴位诊断是广义的脉诊，用法上好比是对人体做了更详细的了解，它们共同来完成疾病诊断任务。它们既有统一性，又有各自的特殊性，所以培养"全科"脉诊思想，是学习脉象学知识的重点。

学习脉诊技术，要把所有的穴位诊断都看作脉诊的重要组成部分。正如《黄帝内经》里的一段话，"按脉动静，循尺滑涩寒温之意，视其大小，合之病能，逆从以得，诊可十全"。意思是说，我们平时即要认识到寸口脉诊的重要，更不能忽视整体的反应穴位检查的重要。从而通过对于反应穴位分布情况的了解，来整体的揭示疾病规律和对疾病进行定位定性诊断。

第三章　古典中医的"原创"脉法理论

"中医查体"是根据古典医著记载的"原创脉法"平脉查体方法，加以"修复"和实际操作测试，重新总结出来的。

论曰：见其色，知其病，命曰明；按其脉，知其病，命曰神；问其病，知其处，命曰工。古语谓，愿闻"见而知之，按而得之，问而极之"。可见古人对"四诊参合"的重视。

论曰：夫色脉与尺之相应也，如桴鼓影响之相应也，不得相失也，此亦本末根叶之出候也，故根死则叶枯矣。色脉形肉不得相失也，故知一则为工，知二则为神，知三则神且明矣。

又：善调尺者，不待于寸；善调脉者，不待于色。能参合而行之者，可以为上工，上工十全九；行二者，为中工，中工十全七；行一者，为下工，下工十全六。

"平脉辨经"的概念就是将左右手的脉作一平衡比较，针对平脉所获得的特征性脉象，然后按一定原则再判断出"脉动"的经络部位，这一方法叫"平脉辨经"。就现行的做法来说，脉诊已经产生了"原创脉法"和"时行脉法"两种概念。"原创脉法"是一个全科的脉学概念，我们暂且叫它"全科脉诊检查"。

古代脉诊查体方法，运用中医经络理论（即藏象医学理论），从人体体表一些"气象"变化中分析病情，确定证候，最后确定治则治法等。这种人体"气象"，也就是一些体表可以观察到的经络外象。这里所提到的所谓"人体气象"，就是从"脉象"到"穴位反应体征"等一系列外在疾病阴阳反应的总称。

"平人气象"是说明人体气象变化有一些常数和一个标准。古人曾简要地归纳说："平人者，六经之脉不结动也，本末之寒温相守司也，上下相应俱往来也"。这是着眼于人体气象研究的一种具有接近西医"客观化"诊断特色的诊断方法。

脉诊过程中的"五行公式化"病位推断，《难经》解释脉诊原理时说，"见肝之病，知肝传脾，当先实脾，勿令得受肝之邪"。其意思讲得很隐晦，大部分医生不十分明白其中含义，其实这一段话，是一个很重要的推算原则。

如果脉诊是弦脉，它的反应部位一定是在脾经。若是轻一点的病情，就可能反应在胃经，重的会反应到脾经，这包含一个病位浅深层次问题。

脉象跟穴位反应多有一定有距离，反应部位以相克的关系进行推算。以此类推，脾的脉象出现，应该反应在肾经；肾的脉象出现，应该反应在心经；心的脉象出现，应该反应在肺经；肺的脉象出现，应该反应在肝经。

关于脉诊的相关"藏象"知识。"藏象"者，脏腑之外象也，"经脉"者，人体体表之疾病反应系统也。天人相合者，天体与人体相仿佛、相比类也。"寸口脉"者，脉之大要会也，能够集中观测全身的反应腧穴变化。"腧穴"阴阳者，天地之道也，变化之父母，生杀之本始，神明之府也。所以为医者，当熟悉掌握脉穴诊察技巧。

中西医结合者，体表反应点乃中西医结合的基本点也。腧穴者，反应的穴位也。经络者，划分反应部位之界面也。腧穴者，是具有炎症性病理改变的反应点，亦电位点也。

善诊者，指医术精湛的医生也。察色按脉者，全身经络穴位检查也。先别阴阳者，做出阴阳判断也。"阴阳应象"者，"反应腧穴"与"天象"相应也。"应象"者，人体与天体之间的气象相应也。"平人气象"者，常人的"脉象"气象规律也。天地阴阳者，阴阳之根本也。人体阴阳者，阴阳之标本也。

关于人体与天体"阴阳"关系的划分。平旦至日中，天之阳，阳中之阳也；日中至黄昏，天之阳，阳中之阴也。后夜至鸡鸣，天之阴，阴中之阴也；鸡鸣至平旦，天之阴，阴中之阳也。

人体之阴阳者，头为阳，足为阴，背为阳，腹为阴，右为阳，左为阴。脏腑之阴阳者，心为阳中之太阳，肺为阳中之太阴，肝为阳中少阳，肾为阴中之少阴，脾为阴中之至阴。经络之阴阳者，六经之阳，太阳、少阳、阳明也；六经之阴，太阴、少阴、厥阴也。

脉口之阴阳也，左寸手太阳、手少阴经也；左尺足太阳、足少阴经也；右寸手太阴、手阳明经也；右关足太阴、足阳明经也；左关足厥阴、足少阳经也；右尺手厥阴、手少阳经也。胆为"中正之官"者，以"太极"观察，从乾位转到坤位之正中间也。"营卫气血循环"之测点也。

脉诊最佳时间。诊法常以平旦，阴气未动，阳气未散，饮食未进，经脉未盛，络脉调匀，气血未乱，乃可诊有过之脉。

脉诊方法。切脉动静而视精明，察五色（观察全身各部病变情况，看看那儿有气血色泽异常变化，以发现相关反应穴位体征）。观五脏有余不足，六腑强弱（在五腧穴以及在背部五脏六腑俞募穴上，观察反应穴位的虚实变化），形之盛衰（穴位反应体征的盛实与虚陷）。以此参伍，决死生之分（相互参合对比对照，更准确地做出相应诊断）。

"微妙在脉，不可不察"。古人总结说，"脉合阴阳"的原理，就是"寸口"脉象跟穴位反应具有一致性。从"寸口"脉象上就能了解到反应穴位的变化。前人说，"脉为气血先见"，最早就有可能分析到病情微细变化的就是"寸口"脉象。诊脉的方法，用古人的话说，就是"察之有纪，从阴阳始。始之有经，从五行生"。从"阴阳的判断"，是脉诊的主要方法，从"五行的分析"，是"平脉辨经"的主要技术。其中真正体现脉诊价值和意义的是五行推断公式。生之有度，四时为宜（脉象随四时气候变化，病情也随四时气候变化）。声合五音，色合五行，脉合阴阳。因为声音与颜色与脉象都有一致的规律，因此成为诊病准则。

脉象形成原理。持脉有道，虚静为保。春日浮，如鱼之游在波；夏日在肤，泛泛乎万物有余；秋日下肤，蛰虫将去；冬日在骨，蛰虫周密，君子居室。知内者，按而纪之，知外者，终而始之。此六者持脉之大法。

五脏脉象。脉来浮大者，此为肺脉也。脉来沉滑如石，肾脉也。脉来如弓弦者，肝脉也。脉来疾去迟，心脉也。

第四章　古典中医的"平脉辨经"脉法

在《素问·阴阳应象大论》篇，用了很大篇幅论述"平脉查体"和"平脉辨经"脉法："善诊者，察色按脉，先别阴阳；审清浊，而知部分；视喘息，听声音，而知所苦；观权衡规矩，而知病所主；按尺寸，观浮沉滑涩，而知病所生。"

平脉查体是中医之本，现在有的老师开始不教学生"摸脉"了，就靠西医检查开药。中医在明清以前，人们常称"医案"叫"脉案"，以医生对"脉"的理解和医生技术水平来评判医生。作者多年的临床工作实践证实，一个人如果有病，就会在体表出现相关的反应穴位，通过这样的一些穴位就能治好许多疾病。

关于"平脉查体"脉法，《黄帝内经》记载，"凡治病，必察其形气色泽，脉之盛衰""必察四维""察色见上下左右，各在其要""审扪循三部九候之盛虚而调之，察其左右上下相失及相减者，审其病脏以期之""阴阳反他，旨在权衡相夺。奇恒事也，揆度事也""五色脉变，揆度奇恒，道在于一""必指而导之，乃以为真""必审问其所始病，与今之所方病，而后各切循其脉，视其经络浮沉，以上下逆从循之"。

总之，依照古人"平脉辨经"和"平脉查体"脉法，"寸口"脉诊之后，还得再去查体，系统地全身经络穴位检查，然后再用穴位变化来验证"寸口脉"的变化情况。所有诊断治疗中，一切穴位变化，都要通过"寸口"脉来诊察、来监测。

其一，关于"寸口"脉诊后再同步放大的脉诊方法。古典脉法与现行脉诊方法主要区别在于，古典脉诊方法提出的"始于一、终于九"的系统检查和把"寸口脉"进行"同步放大"，也就是从"寸口"脉诊再到"三部九候"脉诊的脉法。

其二，查体过程如何观察穴位上的变化。论言"五色各见其部，察其浮沉，以知浅深""察其泽夭，以观成败。察其散抟，以知远近。视色上下，以知病处"。浮则浅，沉则深。就是说，色泽明亮则病愈，色泽晦暗则病重。散是病开始减轻或已离去，抟是病开始加重或病有反复。视色上下，以知病处，色向上向下发展变化与穴位反应直接相关，通过这些就能了解和判断病变部位在向那个地方转移。又"以五色命脏，青为肝，赤为心，白为肺，黄为脾，黑为肾"。

其三，关于四时正常脉象。经言：少阳之至的一之气"乍大乍小，乍短乍长"；阳明之至的二之气"浮大而短"；太阳之至的三之气"洪大而长"；少阴之至的四之气"紧大而长"；太阴之至的五之气"紧细而长"；厥阴之至的六之气"沉短而紧"。

这里向我们解释说，五脏病情变化，各自都固有一些特别的脉象。所谓"心脉浮大而散，肺脉浮涩而短，脾脉缓大而敦，肝脉弦长而和，肾脉沉实而濡"。简言之，"肝弦，肺浮，心洪，脾缓，肾石"。

以上几点，还有记载在四大经典里的，中医"平脉辨经"最基本的"平脉查体"医学模式，是一个极具现代医学特色和人性化服务的"超能"医学模式，如果得以推广，将会造福亿万人民群众。

《素问·平人气象论》，在"平脉辨经"方面有许多重要论述，《揆度》《奇恒》《从容》等，都是上古时期脉诊的重要文献。

"揆度"揣测之意，推测、揣度穴位上的各种变化，也是中医查体的基本含义。现在人们将"查体"叫"体检"，所查到的内容，是身体内部的构造方面的一些变化，这与中医完全不同。

"奇恒"是临床如何对"穴位反应"与"不反应"进行判断的一种术语。"恒"指本身的、永久的、正常的，"奇"指特殊的、非常的、不正常的。人们通过对正常的与不正常的判断，来了解体内的病变情况，就叫"奇恒"。

"从容"同样是一种解释中医查体的术语。对所检查部位，经过一种实验，显示了还是没有显示，没有显示叫"从容"显示了叫"不从容"。

再如"察九候，独小者病，独大者病，独疾者病，独迟者病，独热者病，独寒者病，独陷下者病"，也属于"变脉"。

再如"肺脉之来也，如循榆叶；心脉之来也，如反笋莞大；肝脉之来也，搏而弱；脾脉之来也，阿阿如缓；肾脉之来也，微细以长"，皆属"脉变"的范畴。

《黄帝内经》还记载了古代的一种"脉诊实验方法"，也就是"人迎、气口"对应判断法，古法所谓从"人迎"到"气口"引绳，作动力测试。人迎大三倍于寸口，病在足阳明，三盛而躁，病在手阳明；人迎大二倍于寸口，病在足太阳，二盛而躁，病在手太阳；人迎大一倍于寸口，病在足少阳，一盛而躁，病在手少阳。寸口大三倍于人迎，病在足太阴，三盛而躁，病在手太阴；寸口大二倍于人迎，病在足少阴，二盛而躁，病在手少阴；寸口大一倍于人迎，病在足厥阴，一盛而躁，病在手心主。

除了历史上古人曾记载的特别的脉诊"平脉辨经"实验方法外，尚可选用体表两个相对应的部位，作为测量点进行测试。这种简易方法，须先选定出，体表最显著的"脉动"部位，体表左右两侧各一个对应点部位，作为标志。再按照测量参数，折合成左右倍数大小，以上述相应方式，确定病变的经络部位。

讲到"平脉辨经"时，如何判断五脏的"脉动"部位，最根本的就是按"尺寸阴阳"的应象比例来辨别所属经络。

论言"肝心出左，脾肺出右，肾与命门，俱出尺部""关前一分，人命之主。左为人迎，右为气口。神门决断，两在关后"。

这是以"寸关尺"三部，按照部位先后，判断"五脏六腑"脉动部位的方法。按"脉口"部位，"五行相生"顺序排列，六部脉的定位是：左尺—水→左关—木→左寸—火（君火）→右尺—火（相火）→右关—土→右寸—金→左尺—水。

编成口诀是：左心小肠肝胆肾，右肺大肠脾胃命。具体地说，左手和右手"脉动"部位的判断，即：左尺水，生左关木；左关木，生左寸火（君火）；左寸火，生右尺火（相火）；右尺火，生右关土；右关土，生右寸金。再接下来：右寸金，生左尺水。

大凡在某相关部位，出现独特地"脉动"时，即可判断为某经"脉动"。

论言：心部在左手关前寸口，即手少阴经也，与手太阳为表里，以小肠合为府。肝部在左手关上，足厥阴经也，与足少阳为表里，以胆合为府。肾部在左手关后尺中，足少阴经也，与足太阳为表里，以膀胱合为府。肺部在右手关前寸口，手太阴经也，与手阳明为表里，以大肠合为府。脾部在右手关上，足太阴经也，与足阳明为表里，以胃合为府。

论言：如三菽之重得之，为肺（皮毛），六菽为心（脉），九菽为脾（肉），十二菽为肝（筋），按至骨为肾。这是按照浅深层次"平脉辨经"的方法。

该方法就是按"诊脉"时脉象"应指"的力量和浮现程度，判断"脉动"部位的方法。该方法将所诊部位，从一个整体划分为五个层次，轻按（最浅层）为肺部，稍重按

（浅层）为心部，重按（稍深层）为脾部，再重按（再深层）为肝部，最重按（最深层）为肾部。

"脾数五、心数七、肝数八、肾数六、肺数九"。是说"寸口"脉象部位就好比是众多穴位一"太极"。"平脉辨经"就是取"河图"之数，来进行数字化分析判断。如在一个"脉图"的"九宫"方位中，中间属脾，脾数五，"寸、关、尺"三部，三五合为十五；稍轻按为心，心数七，再重按为肝，肝数八，八七合为十五；再深按为肾，肾数六，最浅层为肺，肺数九，九六合为十五。这就是"五脏"每一脏都有数字表示的来源出处。

如在"肺的"层面诊得"脉动"，必然在其"肺穴"层面上出现反应；如诊得肝的层面的脉动，必然在肝穴的层面上出现反应，等等。

在临床运用中，以"持脉轻重"判断"脉动"部位的方法，比如说在任意一个"脉动"部位，如果还不能做出判断，需要进一步检查了解病变"脉动"的相关情况，就可以继续按手指按压的轻重去进行判断。将浮到沉划分为五个层面，假设用的力量是三颗黑豆重那样的力，就判断脉动在肺，假设用的力是六颗黑豆重那样的力，就判断脉动在心，假设用的力是九颗黑豆重那样的力，就判断脉动在脾，假设用的力是十二颗黑豆重那样的力，就判断脉动在肝，假设直至按压到骨的深度，轻轻松一下手指，所要感觉到的脉动就提示脉动部位在肾。

接下来还有一种"平脉辨经"方法，是按照"急、大、缓、涩、沉"五种"病邪"呈象的脉象特征，以"微"和"甚"来辨别经脉部位的一种方法。

论言：心脉急甚者，肝邪干心也；心脉微急者，胆邪干小肠也；心脉大甚者，心邪自干心也；心脉微大者，小肠邪自干小肠也。心脉缓甚者，脾邪干心也；心脉微缓者，胃邪干小肠也，心脉涩甚者，肺邪干心也；心脉微涩者，大肠邪干小肠也。心脉沉甚者，肾邪干心也；心脉微沉者，膀胱邪干小肠也。

一般来说，这五种"病邪"的指下表现，在"位、数、形、势"上各有不同特征。"急"是肝的功能受到影响的脉象，"大"是心的功能受到影响的脉象，"缓"是脾的功能受到影响的脉象，"涩"是肺的功能受到影响的脉象，"沉"是肾的功能受到影响的脉象。

同样，可以依据"肝脉急，心脉大，脾脉缓，肺脉涩，肾脉沉"来进行判断。如果在心部上或其层面上，出现急脉者，这是肝气内盛，干扰心经的表现。心虚肝实，出现心的"是动病"，肝的"所生病"，在肝的经脉所过，可以查找到相关的反应点体征。

如果在这一部位诊察到"脉动"势头微急，那是小肠虚、胆实，会出现小肠经"是动病"，胆经"所生病"，在胆的经脉所过，可查找到相应的反应点体征，其他以此类推。

举例来说，某患者主诉"头胀"，右关脉微急，在脾的脉位及其层面上出现脉动点，据此理论判断为"胃虚、胆实"。在检查中，发现胃经土穴左侧足三里穴虚，胆经完骨穴等实，作者经过实验，针刺患者左完骨穴、左外关穴，补左足三里穴、留针，患者诸症消失获安。

第五章　失传的殷商《汤液经法》防疫方

殷商时有圣相伊尹，撰《汤液经法》三卷，为方亦三百六十五首。其中，上品上药，为服食补益方者，百二十首；中品中药，为疗疾祛邪之方，亦百二十首；下品毒药，为杀虫辟邪痈疽等方，亦百二十首，凡共三百六十首也。

史书记载，古代最有名的医药书籍是《神农本草经》和《桐君采药录》，其载上中下三品之药，凡三百六十五味，以应"周天之度，四时八节之气"，从而建立了一个基本的药物目录。谓用药的道理：在天成象，在地成形，天有五气，化生五味，五味之变，不可胜数。

以"十二经络"为其基本理论框架，将"天体"跟"人体"放在一个平台上，来解释用药的道理。还有其不寻常的健康理念：毒药攻邪，五菜为充，五果为助，五谷为养，五畜为益。

这些古典的医药专著里，其用药思想不同凡响，用一些专家的话说，"若释经典用药的原理，实万代医家之规范，苍生护命之大宝也"。

据资料显示，东汉时期著名医家张仲景撰写外感治法《伤寒论》及杂病治法《金匮要略》，其中一些名方都来自《汤液经法》。比如治疗外感天行的经方，"二旦、四神"及其大小之方，都被收录在《伤寒杂病论》一书中。

应该指出的是，这些经方跟普通的配方用药思路有很大区别，用药理论也跟普通的处方用药理论有根本性区别。现在的中医，在魏晋以后落后古人相当严重，加之西方医学思维解剖医学模式的干扰，要想逆转这种局面已经很难。

第六章　失传的《汤液经法》药性标本式

五脏补泻分经用药公式"五十味"标本，前贤罗列"五十种药性标本"，以明"五行"互含之迹，以明"五味"变化之用。此五十味为诸药之精，多系疗五脏六腑内损诸病者。

其中矿石药二十五味（加上草药为五十味）。它们之配伍，化学定性，补泻宣通，与《灵枢》人物二十五类，与《灵枢》五腧穴二十五穴位相通，都是《黄帝内经》医学思想的精华，是对中药治病机理的完美解释，对药物性情的高度概括和评判。

味咸皆属火，磁石、旋覆花为之主。火中木，凝水石、大黄；火中火，磁石、旋覆花；火中土，禹余粮、泽泻；火中金，芒硝、厚朴；火中水，硝石、葶苈子。

味酸皆属金，白矾、五味子为之主。金中木，石绿、枳实；金中火，石胆、淡豆豉；金中土，硫黄、芍药；金中金，白矾、五味子；金中水，皂矾、山药。

味辛皆属木，琅玕、桂为之主。木中木，琅玕、桂；木中火，伏龙肝、蜀椒；木中土，黄土、姜；木中金，砒石、细辛；木中水，阳起石、附子。

味甘皆属土，赤石脂、人参为之主。土中木，云母、甘草；土中火，石英、大枣；土中土，赤石脂、人参；土中金，石膏、麦冬；土中水，钟乳石、茯苓。

味苦皆属水，滑石、地黄为之主。水中木，代赭石、黄芩；水中火，丹砂、黄连；水中土，雄黄、白术；水中金，垩（墍）土（观音土）、竹叶；水中水，滑石、地黄。

今将金石药三十种，以明五行互含之迹，以明五味变化之用。

1. 诸石药归经

丹砂，味甘微寒，无毒，水中火，归心经。恶磁石，畏咸水。研如飞尘，同珍珠、琥珀、金箔、牛黄、生犀角、天竺黄、滑石末，治小儿急惊、无有神。入六一散，治暑气伏于心经，神昏口渴，及泄泻如火热。体中含汞，一说无毒，一说有大毒。若经伏火，及一切烹炼，则毒等同于砒、硇，服之危险。郑康成注《周礼》，以丹砂、石胆、雄黄、礜石、磁石为五毒。久服通神明不老者，古之真人，飞丹炼石，引内清和，配以金铅，按之法象，自能合丹道而成变化也。

先禀气于甲，受气于丙，出胎见壬，结魄成庚，增光归戊，阴阳升降，各本其原，通过干扰经络腧穴原点发挥作用。

云母，味甘平，无毒，土中木，归肺经。畏鮀甲及流水，恶徐长卿，忌羊血，用矾石则柔烂。云母得铅丹熬成膏，可贴一切痈疽疮毒，和以升丹细末，更著奇效。治风疹遍身，煅云母粉，清水调服二钱良。治一切恶疮，用云母粉傅之。

石钟乳，味甘温，无毒，土中水，归大肠经。恶牡丹，玄石，牡蒙，畏紫石英，蘘草。石药之性悍，忌火炼。治肺虚喘急，生钟乳粉（光明者）五钱，蜡，三两化和，饭甑内蒸熟，研、丸，如梧子大，每水下一丸。治气少血衰，脉涩不行，乳汁不通，炼成钟乳粉二钱，浓煎漏芦汤调下，或等量通草粉末，米饮服下。

矾石，即白矾，味酸寒，无毒，金中金，归三焦经。恶牡蛎。久服伤人骨。能使镀铁为铜色。俗中合药，皆先火熬，令沸燥。凡使，要光明如水精，酸咸涩味全者，研如粉。

黑矾，又名皂矾；绛络矾，又名石胆。《金匮》治女劳旦，自大劳大热交接后入水所致。用矾石烧，硝石熬黄，等分为散，以大麦粥汁和服方寸匙，日三服，病从大小便去。妇人阴脱作痒，矾石烧研，空心酒服方寸匙。

硝石，又名消石、芒硝，味苦寒，无毒。火中水，归脾经。芒硝是朴硝中炼出形似麦芒者。朴硝为硝石朴也，又叫皮硝。未炼成块，微青色者为朴硝，朴硝中炼出形似麦芒者是芒硝，其芒硝底澄凝者为硝石。硝石矾石散治女劳，黑瘅，大便黑，腹胪胀满如水状，大便溏。硝石熬黄，矾石烧令汁尽，研粉，大麦粥汁和服方寸匙。

滑石，味甘寒，无毒，水中水，归三焦经。恶曾青。利小便，治淋涩。

石胆，味酸寒，有毒，金中火，归三焦经。硫酸铜，生铜坑中，煎炼而成。烹胆矾即为铜，熬胆矾铁釜久之为铜色。畏桂、芫花、辛夷、白薇。

禹余粮，味咸寒，无毒，火中土，归脾经。又一种太一余粮，味甘平，自赤及紫，故名太一。生太山上，有甲壳，甲壳中有白，白中有黄，如鸡子黄色。畏贝母、菖蒲、铁落。

紫石英，味甘温，无毒，土中火，归心包经。得茯苓、人参、芍药共疗心中结气；得天雄、菖蒲，共疗霍乱。畏扁青、附子，不欲黄连、鮀甲、麦句姜。补虚劳，止惊悸，令人能食。轻身充饥，打碎，煎水煮粥。

赤石脂，味甘温，无毒，土中土，归胃经。色理细腻者佳。伤寒利不止，桃花汤。

恶大黄，畏芫花。

石绿，又名绿青，味酸寒，金中木，归三焦经。石绿又谓是扁青，味甘平。益精，久服轻身不老。出山之阴穴中有铜处。入药者，当用颗块如乳香不挟石者。多用吐风痰，捣筛取末，更用水飞，至细，如风痰眩闷取二三匙同生龙脑少许研匀，以生薄荷汁合酒温调服。

空青，又名石青，研之色白如碧，亦谓之碧青。

雄黄，又名石黄，味苦平，大温，水中土，归脾经。雄黄好者作鸡冠色，不臭而坚实。丹分三品，以铅为君，以汞为臣，八石为使，黄牙为田，炼干汞成银丸而服之，可以去疫。

硫黄，味酸温，金中土，归大肠经。畏细辛、蜚蠊、铁。玉粉丹，治久冷，腹痛虚泻，应急。生硫黄五两，青盐一两，细研，以蒸饼为丸，热酒空心服，以食压之。黑龙丹，治阴阳二毒伤寒，舶上硫黄一两，先研，巴豆一两，放巴豆壳内，浇醋密封，文武火熬，离火急捣，令细，再加醋蒸饼捣。遇阴毒用椒四十九粒，葱白，二茎，水煎服。阳毒用豆豉四十九粒，葱白，水煎服。

戎盐，味咸温，无毒，水中火，归肾经。

石膏，味甘微寒，土中金，归大肠经。恶莽草、马目毒公。

磁石，味辛寒，火中火，无毒，归肾经。杀铁毒，恶牡丹、莽草，畏黄石脂。养益肾气，补填精髓，肾虚耳鸣目昏皆用之。入药须烧赤醋淬。玄石即磁石之色黑着，不能吸针，多滑净。

凝水石，味辛寒，火中木，归膀胱经。盐之精也，解巴豆毒，畏地榆。

2. 诸石药秘方

1）诸五脏金石药单方

木（入肝）：石膏，代赭石，硇砂，桂心。

火（入心）：石胆，火礜石，矾石，瓜蒌。

土（入脾）：石硫黄，姜石，薤白。

金（入肺）：矾石，曾青，山茱萸。

水（入肾）：淄石，卤碱，龙胆草。

2）诸金石药"小泻散"汤法

肝：硫黄、白矾、雄黄各三两。

心：丹砂、代赭石、禹余粮各三两。

脾：阳起石、雄黄、石膏各三两。

肺：芒硝、禹余粮、白矾各三两。

肾：钟乳石、石膏、代赭石各三两。

3）诸石药"大泻散"汤法

肝：硫黄、白矾、凝水石各三两，硝石、观音土各一两。

心：丹砂、代赭石、赤石脂各三两，石膏、雄黄各一两。

脾：阳起石、黄土、石绿各三两，胆矾、硝石各一两。

肺：芒硝、禹余粮、滑石各三两，观音土、石膏各一两。

肾：钟乳石、石膏、琅玕各三两，伏龙肝、胆矾各一两。

注：此处所列大泻散汤法，上三味是本着"君臣"法则，下两味是本着"佐使"（是其所生之补方）法则。

4）诸金石药"小补散"汤法

肝：雄黄、石胆各三两，石英一两。

心：凝水石、硝石、观音土各三两，皂矾一两。

脾：云母、石英、雄黄各三两，黄土一两。

肺：石绿、胆矾各三两，砒石一两。

肾：滑石、观音土、石英各三两，磁石一两。

5）诸石药"大补散"汤法

肝：琅玕、雄黄、石胆各三两，石英、芒硝、滑石、凝水石、硝石各二两。

心：凝水石、硝石、观音土各三两，皂矾、石脂、滑石、云母、石英各二两。

脾：云母、石英、雄黄各三两，黄土、硫黄、凝水石、石绿、胆矾各二两。

肺：石绿、胆矾、硝石各三两，砒石、丹砂、云母、滑石、观音土各二两。

肾：滑石、观音土、石英各三两，磁石、阳起石、石绿、琅玕、伏龙肝各二两。

注：诸大补散汤法即小补散增益其所生、制其所克，并助以母气者。

6）诸金石药"大泻"诸散汤法（注：悉是加下方臣使者）

肝：硫黄、白矾、雄黄各三两，石膏、代赭石、禹余粮各一两。

心：丹砂、代赭石、禹余粮各三两，白矾、雄黄、石膏各一两。

脾：阳起石、雄黄、石膏各三两，代赭石、禹余粮、白矾各一两。

肺：芒硝、禹余粮、白矾各三两，雄黄、石膏、代赭石各一两。

肾：钟乳石、石膏、代赭石各三两，禹余粮、白矾、雄黄各一两。

7）上古"治五劳"秘方

肝劳：雄黄、白矾、丹砂各三两，羊肉六两。

心劳：禹余粮、滑石、石英各三两，鸡肉六两。

脾劳：石膏、琅玕、硫黄各三两，牛肉六两。

肺劳：硫黄、观音土、代赭石各三两，狗肉六两。

肾劳：阳起石、雄黄、石膏各三两，猪肉六两。

注：五劳之方，皆虚中夹实，所谓正虚则生邪实也。

第七章　《汤液经法》五脏大小补泻方

1. 辨肝脏病证并方

论言：肝虚则恐，实则怒。肝病者，必两胁下痛，痛引少腹。虚则目䀮䀮如无所见，耳有所闻，心澹澹然如人将扑之。

气逆则耳聋、颊肿。治之取厥阴、少阳血者（注：达到穴位皮肤血出即可）。

邪在肝，则两胁中痛，中寒、恶血在内，则胻善瘈疭，节时肿。取之行间以引胁下，补三里以温胃中，取耳间青脉以去其瘈疭。

肝德在散，故曰以辛补之，酸泻之。肝苦急，急食甘以缓之，所谓适其性而衰之以属也。

小泻肝汤。治肝实，两胁下痛，痛引少腹，迫急者方。

枳实（熬）、芍药、生姜各三两，以清浆水三升，煮取一升，顿服之。不瘥，即重作服之。

大泻肝汤。治头痛，目赤，多恚怒，胁下支满而痛，痛连少腹，迫急无奈何者方。

枳实（熬）、芍药、生姜各三两，黄芩、大黄、炙甘草，以水五升，煮取二升，分两次温服。

小补肝汤。治心中恐疑，时多噩梦，气上冲心，越汗出，头目眩晕者方。

桂枝、干姜、五味子各三两大枣（去核）十二枚，以水八升，煮取三升，温服一升。日三服。心中悸者，加桂枝一两半；冲气盛者，加五味子一两半；头苦眩者，加白术一两半；干呕者，去大枣，加生姜一两半；中满者，去枣；心中如饥者，还用枣；咳逆、头苦痛者，加细辛一两半；四肢冷、小便难者，加附子（炮）一枚。

大补肝汤。治肝气虚，其人恐惧不安，气自少腹上冲咽，呃声不止，头目苦眩，不能坐起，汗出，心悸，干呕，不能食，脉弱而结者方。

桂心、干姜、五味子各三两，旋覆花、代赭石（烧）、竹叶各一两，大枣十二枚（去核），以水一斗，煮取四升，温服一升。日三夜一服。

2. 辨心脏病证并方

论言：心虚则悲不已，实则笑不休。心病者，必胸内痛，胁下支满，膺背肩胛间痛，两臂内痛。虚则胸腹胁下与腰相引而痛。取其经手少阴、太阳及舌下血者（达到穴位皮肤血出即可）。其变，刺郄中血者。

邪在心，则病心中痛，善悲，时眩仆，视其经有余不足而调之。

心德在耎，故经云：以咸补之，苦泻之。心苦缓，急食酸以收之。

小泻心汤。治心中卒急痛，胁下支满，气逆攻膺背肩胛间痛，不可饮食，饮食反笃者方。

龙胆草、栀子（打）各三两，戎盐如杏子大三枚，烧赤，以酢三升，煮取一升，顿服。少顷，得吐则瘥。

大泻心汤。治暴得心腹痛，痛如刀刺，欲吐不吐，欲下不下，心中懊恼，胁背胸支满，腹中迫急不可耐者方。

龙胆草、栀子（打）各三两，苦参、升麻各二两，豆豉半升，戎盐如杏子大三枚，烧赤，以酢六升，先煮前五味，得三升许，去渣，内戎盐，稍煮待消已，取二升，服一升，当大吐，吐已必自泻下，即瘥。

小补心汤。治胸痹不得卧，心痛彻背、背痛彻心者方。

瓜蒌（捣）一枚，薤白八两，半夏半升（洗去滑），以白籅浆（江米酒，又名白酒）一斗，煮取四升，温服一升。日再服。

大补心汤。治胸痹，心中痞满，气结在胸，时从胁下逆抢心，心痛无奈者方。

瓜蒌（捣）一枚，薤白八两，半夏半升（洗去滑），枳实（熬）、厚朴（炙）各二两，桂枝一两，以白籅浆（江米酒）一斗，煮取四升，温服二升，日再服。

3. 辨心包经病证并方

论言：心包气实者，受外邪之动也，则胸胁支满，心中澹澹大动，面赤，目黄，喜笑不休。心包虚者，则血气少，善悲。久不已，发癫仆。

小泻心包经汤。治胸胁支满，心中跳动不安（澹澹大动）者方。

黄连、黄芩、大黄各三两，以麻沸汤三升，渍一食顷，顿服。

大泻心包经汤。治心中怔忡不安（跳动不安、澹澹大动），胸膺痞满，口中苦，舌上生疮，面赤如新妆，或吐血、衄血、下血者方。

黄连、黄芩、大黄各三两，干姜（炮）、甘草（炙）、芍药各一两，以水五升，煮取二升，温分日再服。

小补心包经汤。治血气虚少，心中动悸，时悲泣烦躁，汗自出，噫气，不欲食，脉时结者方。

代赭石，烧赤，以酢淬三次、打，旋覆花、竹叶各三两，豆豉一两，以水八升，煮取三升，温服一升，日三服。怔惊不安者，加代赭石四两半；烦热，汗出不止者，去豉，加竹叶至四两半；身热还用豉；心中空悬痛者，加豉至四两半；气若少者，加甘草三两；心下痞满不欲食者，去豉，加人参一两半；胸中冷而多唾者，加干姜一两半；咽中介介塞者，加旋覆花至四两半。

大补心包经汤。治心中虚烦，懊憹不安，怔忡如车马惊，饮食无味，干呕，气噫，时或多唾涎，其人脉结而微者方。

代赭石，烧赤，以酢淬三次、打，旋覆花、竹叶各三两，豆豉、人参、甘草（炙）、干姜各一两，以水一斗，煮取四升，温服一升，日三夜一服。

4. 辨脾脏病证并方

论言：脾实则腹满，飧泄。虚则四肢不用，五脏不安。

脾病者，必腹满，肠鸣溏泻，食不化。虚则身重，若饥，肉痛，足痿不收，行善瘛疭，脚下痛。

邪在脾，则肌肉痛，阳气不足则寒中、肠鸣、腹痛；阴气不足则善饥。皆调其三里。

脾德在缓，故经云：以甘补之，辛泻之，脾苦湿，急食苦以燥之。

小泻脾汤。治脾气实，下利清谷，里寒外热，肢冷，脉微者方。

附子（炮）一枚，干姜、甘草（炙）各三两，以水三升，煮取一升，顿服。

大泻脾汤。治腹中胀满，干呕，不能食，欲利不得，或下利不止者方。

附子（炮）一枚，干姜、甘草（炙）各三两，大黄、芍药、黄芩各一两，以水五升，煮取二升，温分再服。

小补脾汤。治饮食不化，时自吐利，吐利已，心中若饥，或心下痞满，无力，身重，足痿，善瘛疭转筋，脉微者方。

人参、甘草（炙）、干姜各三两，白术一两，以水八升，煮取三升，温分三服，日三服。若脐上筑痛者，去术，加桂四两；吐多者，去术，加生姜三两；下多者，还用术；心中悸者，加茯苓一两；渴欲饮者，加术至四两半；腹中满者，去术，加附子（炮）一枚；腹中痛者，加人参一两；寒者，加干姜一两。

大补脾汤。治脾气大疲，饮食不化，呕吐下利，其人枯瘦如柴，立不可动转，口中苦干渴，汗出，气急，脉微而时结者方。

人参、甘草（炙）、干姜各三两，白术一两，麦门冬、五味子、旋覆花各一两，以水一斗，煮取四升，温分四服，日三夜一服。

5. 辨肺脏病证并方

论言：肺虚则鼻息不利。实则喘咳，凭胸仰息。

肺病者，必咳喘逆气，肩息，背痛，汗出憎风。虚则胸中痛，少气不能报息。耳聋、咽干。

邪在肺，则皮肤痛，发寒热，上气，喘咳，汗出，咳动肩背。取之膺中外腧，背第三椎旁，以手按之快然乃刺之，取缺盆以越之。

肺德在收，故经云：以酸补之，辛泻之。肺苦气上逆，急食辛以散之。开腠理以通气也。

小泻肺汤。治咳喘上气，胸中迫满，不可卧者方。

葶苈子（熬黑，捣如泥）、大黄、芍药各三两，以水三升，煮取二升，温分再服。喘定，止后服。

大泻肺汤。治胸中有痰涎，喘不得卧，大小便闭，身面肿迫满，欲得气利者方。

葶苈子（熬黑，捣如泥）、大黄、芍药各三两，甘草、黄芩、干姜各一两，以水五升，煮取二升，温分再服，日二服。

小补肺汤。治汗出，口渴，少气不足息，胸中痛，脉虚者方。

麦冬、五味子、旋覆花各三两，细辛一两，以水八升，煮取三升，每服一升，日三服。若胸中烦热者，去细辛，加海蛤一升；若胸中闷痛者，还用细辛；咳不利，脉结者，倍旋覆花为六两；若眩晕者，去细辛，加泽泻一两；咳而有血者，去细辛，倍麦门冬为六两；若烦渴者，去细辛，加粳米半升；涎多者，仍用细辛，加半夏（洗）半升。

大补肺汤。治烦热汗出，少气不足息，口干，耳聋，脉虚而快者方。

麦冬、五味子、旋覆花各三两，细辛一两，地黄、竹叶、甘草各一两，以水一斗，煮取四升，每服一升，温分四服，日三夜一服。

6. 辨肾脏病证并方

论言：肾气虚则厥逆，实则腹满，面色正黑。胫、溲不利。

肾病者，必腹大胫肿，身重，嗜寝。虚则腰中痛，大腹小腹痛，尻、阴股、膝挛，髀腨足皆痛。

邪在肾，则骨痛，阴痹。阴痹者，按之不得。腹胀，腰痛，大便难，肩背项强痛，时眩仆。取之涌泉、昆仑，视有余血者尽取之，治疗取有余和有瘀血者。

肾德在坚，故经云：以苦补之，甘泻之。肾苦燥，急食咸以润之。致津液生气也。

小泻肾汤。少腹痛，时足胫肿者方。

茯苓、甘草、黄芩各三两，以水三升，煮取一升，顿服。

大泻肾汤。治小便赤少，或时尿血，少腹迫满而痛，腰中沉重如折，耳鸣者方。

茯苓、甘草、黄芩各三两，大黄、芍药、干姜各一两，以水五升，煮取二升，每服一升，日二温服。

小补肾汤。治虚劳失精，骨蒸羸瘦，脉快者方。

地黄、竹叶、甘草各三两，泽泻一两，以水八升，煮取三升，每服一升，日三服。若小便多血者，去泽泻，加地榆一两；若大便见血者，去泽泻，加伏龙肝如鸡子大；若苦遗精者，易生地黄为熟地黄二两；若小便冷，茎中痛倍泽泻为二两；少腹苦迫急者，去泽泻，加牡丹皮一两；小便不利者，仍用泽泻；心烦者，加竹叶；若腹中热者，加栀子（打）十四枚。

大补肾汤。治精气虚少，腰痛，骨痿，不可行走，虚热肿逆，头目眩，小便不利，腹中急，脉软而快者方。

地黄、竹叶、甘草各三两，泽泻、桂枝、干姜五味子各一两，以长流水一斗，煮取四升，每服一升，温分四服，日三夜一服。

第八章　失传的《汤液经法》补遗方

失传的殷商时期《汤液经法》被校勘考订重新刊出，其中关于急救方面的补遗方，价值很大，需认真仔细研读和学习运用。需要说明的是，经典所出诸方，方意深妙，非俗浅所识。缘诸损候，脏气互乘，每挟滞实，药味寒热并行，补泻相参，先圣遗奥，出人意表。汉晋以来，诸名医辈，日渐缺憾，先师视此《汤液经法》，拯救疾苦，造福含灵，其间增减，各擅新异，似乱旧经，而其旨趣，仍方圆之于规矩也。

其一，救误用吐法，又称"泻肝汤"。救其人神气素虚，有痰癖，呕不止，惊烦不宁者方。

枳实、芍药、代赭石、旋覆花、竹叶各三两，以水七升，煮取三升，温分再服。

其二，救误用清下，又称"泻心汤"。救其人阳气素虚，外邪乘虚陷入，致心下痞满，食不下，利反不止，雷鸣腹痛者方。

黄连、黄芩、人参、炙甘草、干姜各三两，以水七升，煮取三升，温分再服。

其三，救误用冷寒，又称"泻脾汤"。救其人阴气素实，卫气不通，致腹中滞胀，反恶寒不已者方。

炮附子、干姜、麦门冬、五味子、旋覆花各三两，以水七升，煮取三升，温分再服。

其四，救误用火法，又称"泻肺汤"。救其人血素燥，致令人神识迷妄如痴，吐血、衄血，胸中烦满，气结不畅者方。

葶苈子（熬黑，捣如泥）、大黄、生地黄、竹叶、甘草各三两，以水七升，煮取三升，温分再服。

其五，救误用汗法，又称"泻肾汤"。救其人阳气素虚，致令阴气逆升，心中动悸不安，眩冒，汗出不止者方。

茯苓、甘草、桂枝、生姜、五味子各三两，以水七升，煮取三升，温分再服。

以下又有诸"补方五首"，以救诸方误治。

其一，养生补肝汤。治肝虚筋极，腹中坚癖，大便闭塞者方。

蜀椒汗一升，桂心三两，韭叶切一把，芍药三两，芒硝半升，胡麻油一升。以上，以水五升，先煮椒、桂、芍药、韭叶，取得二升，去渣，内芒硝于内，待消已，即停火。将麻油倾入，乘热，急以桑枝三枚，各长尺许，不住手搅，令与药和合为度。共得三升，温分三服。一日尽之。

其二，调神补心汤。治心劳脉极，心中烦悸，神识恍惚者方。

旋覆花一升，栗子（打，去壳）十二枚，葱叶十四茎，豉半升，栀子（打）十四枚，人参（切）三两。以上，以清酒四升，水六升，煮取三升，温分三服，日三。

其三，建中补脾汤。治脾虚肉极，羸瘦如柴，腹中拘急，四肢无力者方。

炙甘草二两，大枣（劈）十二枚，生姜（切）三两，黄饴一升，芍药六两，桂心二两。以上，以水七升，煮取三升，去渣、内饴，更上火，令消已。温服一升，日尽之。

其四，宁气补肺汤。治肺虚气急，烦热，汗出，口舌渴燥者方。

麦冬二升，五味子一升，江米酒五升，白芥子半升，旋覆花一两，竹叶三把。以上，以江米酒共煮，取得三升，分温三服，一日尽之。

其五，固元补肾汤。治肾虚精极，遗精，失尿，气乏无力，不可动转，唾血、咯血者方。

地黄（切）、山药（切）各三两，苦酒一升，炙甘草、薤白四两，干姜（切）二两。以上，以苦酒合并泉水五升煮之，取得三升，每服一升，一日尽之。

《经》云：阴退为泻，其数六，水数也；阳进为补，其数七，火数也。除烦：苦甘，体用水，化咸；除痞：辛酸，体用木，化甘；除滞：咸苦，体用火，化酸；除燥：甘辛，体用土，化苦；除热：酸咸，体用金，化辛。

说明一点：以上五脏补法，皆小汤做法，若欲做大汤者，补肝汤内加羊肝，补心汤加鸡心，补脾汤加牛肉，补肺加犬肺，补肾加猪肾各一具即成。

第九章　中华太乙"秘传伤寒与时行瘟疫方"

古语谓：人生天地之间，命有遭际，时有否泰，吉凶悔吝，苦乐安危，喜怒爱憎，存亡忧畏。关心之虑，日有千条，谋身之道，时生万计。故天无一岁不寒暑，人无一日不忧喜。故有天行瘟疫病者，即天地变化之一气也。

对于瘟疫，古语谓：斯盖造化必然之理，不得无之。故圣人虽有补天立极之德，而不能废之。然，虽不能废之，而能以道御之。其次，有贤人，善于摄生，能知撙节，与时推移，亦得保全。在处理上，古语谓：天地有斯瘴疠，还以天地所生之物以防备之。

对于瘟疫病的预防，古语谓：始觉不佳，即须救疗，迄至于病愈。还要，汤食竞进，折其毒势，自然而瘥。必不可令病气自在，恣意攻人，拱手待毙，斯为误矣。

1. 辟瘟气：令人不染瘟病及伤寒

1）岁旦屠苏酒方

大黄十五两，白术十八两，桔梗、蜀椒各十五两，桂心十八两，乌头六两，菝葜十二两，以上绢带盛之入井底，一年后取出酒煎，一家人轮番口服适度量。再将药绢沉井底消毒井水，预防疾病。

2）辟瘟气太一流金散方

雄黄三两，雌黄二两，矾石一两半，鬼箭羽一两半，羖羊角（烧）二两，研粗末，袋装，戴胸前，挂门庭，或烧烟气，辟邪，防瘟疫。

3）辟瘟气雄黄散方

雄黄五两，朱砂、菖蒲、鬼臼各二两，研粉，涂五心、额上、鼻人中、耳门。

4）辟瘟气粉身散方

川芎、白芷、藁本各等分，为细粉内米粉中粉身。

5）辟瘟气杀鬼祟烧药方

雄黄、丹砂、雌黄各一斤，羚羊角（羖羊角亦可）、芜荑、虎骨、鬼臼、鬼箭羽、野丈人、石长生、假猪屎、马悬蹄各三两，青羊脂、菖蒲、白术各八两，蜜蜡八斤，共为末，蜜丸如弹丸许大，朝暮及夜中户前微火烧之辟瘟。

又方：雄黄、雌黄各二两，羖羊角、虎骨各七两，龙骨、龟甲、鲮鲤甲、猬皮各三两，萤火虫（桦鸡）十五枚，空青一两，川芎、珍珠各五两，东门上鸡头，共为末，蜡丸，正旦门户前烧一丸，带一丸。辟百日。也可小剂量少少服一小丸，防疫病。

6）除水怪蛟蜃雄黄丸方

雄黄、雌黄、曾青、鬼臼、珍珠、丹砂、虎头骨、桔梗、白术、女青、川芎、白芷、鬼督邮、芜荑、鬼箭羽、藜芦、菖蒲、皂荚各一两，共为末，蜜丸如弹丸许大，带一丸。卒中恶，小剂量服一小丸，一丸户内微火烧之辟瘟，防疫病。

7）辟瘟疫气赤散方

藜芦、郑蜀花各一两，附子、桂心各六两，珍珠半两，细辛、干姜各二两，牡丹皮、皂荚各一两六，共为末，绢装带身上。或掩鼻，塞鼻孔辟瘟气。亦可少量口服。

8）圣散子方

治瘟疫之疾，不问阴阳二感，或男女相易，状至危笃者方。

黑附子、高良姜、吴茱萸、石菖蒲、麻黄、细辛、半夏、厚朴、肉豆蔻、防风、藿香、茯苓、苍术、藁本、猪苓、泽泻、独活、甘草、柴胡、芍药、枳壳共二十一味，为散，煎服，口服适量。

2. 治肝胆病，阴阳毒，寒重辟瘟方

桂心一两，白术、芒硝、大青、栀子各三两，柴胡五两，石膏、生姜各八两，生地黄、香豉各一两。为粗末，以水九升，煎取三升，分三服。

3. 治肝胆病，阴阳毒，热重辟瘟方

玄参一两，细辛二两，栀子、黄芩、升麻、芒硝各三两，石膏三两，车前草（暴切）二升，竹叶切五升。为粗末，以水一斗，半煮车前草、竹叶，煎取七升，去渣下诸药，煎至三升，下芒硝，分三服。

4. 治心小肠病，阴阳毒，辟瘟方

大青、黄芩、栀子、知母、芒硝各三两，麻黄四两，玄参六两，石膏、生葛根各八两，生地黄切一升。为粗末，以水九升，煎至三升，下芒硝，分三服。

5. 治脾胃病，阴阳毒，辟瘟方

大青、羚羊角、升麻、射干、芒硝各三两，栀子四两，寒水石五两，玄参八两。为粗末，以水七升，煎至三升，下芒硝，分三服。

6. 治肺大肠病，阴阳毒，咳嗽剧烈，辟瘟方

麻黄、栀子、紫菀、大青、玄参、葛根各三两，桂心、甘草各二两，杏仁、前胡各四两，石膏八两。为粗末，以水九升，煎至三升，分三服。

7. 治肺大肠病，阴阳毒，瘀热发斑，辟瘟方

栀子、大青、升麻、芒硝各三两，葱须切四两，豆豉一升，石膏、生葛根各八两。为粗末，以水七升，煎至三升，下芒硝，分三服。

8. 治肾膀胱病阴阳毒辟瘟方

茵陈蒿、栀子、芒硝各三两，苦参、生葛根各四两，生地黄、石膏各八两，葱白、豆豉各一升。为粗末，以水九升，煎至三升，下芒硝，分三服。

第九篇 「黄帝兴医」与「太乙传承五千年」

第一章 "平脉查体"是中医根本

医疗实践证实，能预测疾病死生、能真正完美解释和揭示疾病规律的不完全是西方医学哪些仪器检查，而是"中医体检"。中医脉诊和反应经络体征检查，中医"平脉查体"医疗。

简单地说，很早以前古人就发现，无论什么病，总有几处穴位正在反应或者将要出现反应。如果一个人患了疾病，中医借此就能做到，患者不用开口，医生摸过脉后，再去查找他的全身经络穴位反应，医生脑海中就能有一个基本的证候概念出现。再参合问诊，就能准确地说出患者患的什么病，处方开出最适合患者病情的药物。加之这样找到患者的疾病反应部位，"点按、针刺"这些"反应腧穴"，就会立马缓解甚至解除患者的病痛。

临床观察发现，疾病中这种"寸口"脉象跟这些体表"反应腧穴"，它们似乎是"联网"的，受到大脑皮层高级神经中枢统一指挥。所以患者患病时的脉象，经点按某些"腧穴"，患者"寸口"脉象就能立马有所改变。如果患者"寸口"脉象有了改变，患者的发烧、疼痛、心跳、呼吸等生理状况，都会随之改变。如果临床上面临一些十分顽固的疑难病痛，通过这样的一些反应部位的"刺法调节"，就能激活患者的"细胞免疫"，起到修复损伤脏器和根治这些顽症痼疾的目的。

通过新时期的中医考古和长期医疗实践，作者发现"平脉查体"才是中医根本。像脑血管病之类疾病，还有许多没有好的治疗办法的疾病，只要能激活患者这样一些反应部位，彻底治愈和调理好脑血管疾病之类是很有希望的。

古籍中曾经有这样一种疾病概念值得关注，这就是"是动病"与"所生病"的概念。所谓"所生病"，就是医生通过检查在体表所能发现某种特殊的"阴阳反应"这样的"病变"，就叫"所生病"。所谓"是动病"，就是患者自己感觉身体上哪儿有病痛有痛苦，医生却检查不出和找不到明显的有"反应"的病变，就叫"是动病"。

中医考古发现，古人治病，当针则针治，当灸则灸治，当服药则服药，内服药与穴位外治一样重要。中医治病的过程，就是要发现和消除体表这种"具有网络特征"的经络穴位系统上的病理改变。中医讲辨证，所辨的"证"指的就是实实在在存在于人体体表的反应穴位体征这样的"证据"，所以中医讲的"辨证施治"的"证"是"证据"，是完全可以"看得见、摸得着"的。

一般来说，西医手术和用药的指导思想是以患者的自觉症状和临床表现入手的。比如用药，按照中医的说法，这种用药大多是从"是动病"的角度来考虑。如果某种药物能改变某一组织病理，就算是最有效的治疗药物了。然而，中药组方用药，多不看这种化验、透视等检查的"病状"用药，而是主要看反应穴位的反应情况。所以按照科学中医的用药标准，西药针对"化验、透视、磁共振"等检查仪器发现的病变组织器官用药，以及手术都存在一定缺陷，疗效也不一定是很好的。

中医考古发现，古典医籍里记载的治病和用药思路，为"必伏其所主，而先其所因"，就是说用药不要只看到患者的临床表现，而是要去通过检查体表的脉象和穴位反应体征这样一个引起疾病"阴阳反应"的根本原因，这样才是真正针对疾病形成的本质问题所做的治疗和用药。"伏"是埋伏的意思，就是不要先看到这些表面现象去用药，而是要针对这些根本原因去治疗和用药。

古籍记载，昔炎黄"辨百谷，尝百草"，古典药物学概念的形成和理论基础形成，重点还是依据体表"血脉"这些经络穴位等"气息反应"归纳出的"脏腑经络"概念和理论为基础的。比如用药，首先是从分别"百谷、百草"气味良毒开始的。所谓"轩辕师岐伯、遵伯高而剖析经络之本标"，用药要"合人形以法四时五行而治"。用药一般原则，比如"肝色青，宜食甘。心色赤，宜食酸。肺色白，宜食苦。脾色黄，宜食咸。肾色黑，宜食辛"。

对于这一点，《素问·异法方宜论》也这样说，"故圣人杂合以治，各得其所宜，故治所以异而病皆愈者，得病之情，知治之大体也"。意思就是说，不论"刺、灸、饮药"道理都一样，都是根据穴位反应这个"治之大体"而达到治疗疾病目的的，所以研究药物治疗的"饮药"方法必须回归到穴位反应的观察上来才是根本。

"平脉查体"是中医根本。说到中药治病，古人讲，"凡欲治病，先察其源，先候病机"。一般临床上，在经过基本诊察部位"寸口脉"部位的诊察后，要转入基本腧穴的诊察，通过基本腧穴反应部位与属性的诊察判断，上升到基本经络的诊察判断。通过这样的程序化的诊查过程的操作，通过不同"属性"这个"阴阳"的"公约数"，从而让我们能判断和链接出疾病过程中的"基本腧穴"，治疗中可以应用的"基本药物"，就叫作"归经用药"。至此，药物要"归经""归类"，要按二十五个"基本腧穴"配对成二十五类"基本药物"。这就是《神农本草经》一书撰写体裁和内容文字撰著的指导思想。

第二章 《揆度》《阴阳》的"中医查体"医疗

对于诊法，《素问·阴阳应象大论》讲了很重要的一段话，所谓"善诊者，察色按脉，先别阴阳；审清浊，而知部分；视喘息，听音声，而知所苦；观权衡规矩，而知病所主；按尺寸，观浮沉滑涩，而知病所生。以治无过，以诊则不失矣"。这是古典中医通过"望闻问切"查找体表反应穴位的方法。意思是，一个水平高的好医生，治病前一定要"寸口"脉诊联合"经络穴位"查体，对病情进行明确诊断。比如，观察皮肤颜色，试探着按压，有无声响、"膨隆起包"现象，摸摸皮肤"浮沉滑涩"情况，要左右比对，看是否有"寒热虚实"上的差异，照这样才不会有诊断上的失误。

《素问·疏五过论》篇曾经讲过如何评判"医疗过错"的一段话，对于我们今天的中医也是很重要的提示。论言"善为脉者，必以《比类》《奇恒》《从容》知之，为工而不知道，此诊之不足贵"。意思是，大凡医疗技术精湛和懂得脉诊原理的医生，就不会单凭摸一下"寸口"脉就给病人下诊断，而是要深入细致地去检查患者体表各部位的穴位反应。

《素问·疏五过论》篇同样强调，"治病之道，气内为宝，循求其理，求之不得，过在表里。守数据治，无失俞理……诊病不审，是谓失常。谨守此论，与经相同，《上经》《下经》，《揆度》《阴阳》，《奇恒》五中，决以明堂，审于始终，可以横行"。

这段话的意思是，中医治病之道，主要是通过反应穴位检查来了解疾病的本质。"守数据治，无失俞理"，意思是中医理论本身就是一个"数码医学"理论，都是按照"数学概念"的"数码医学"模式来进行诊断治疗。《揆度》《阴阳》，《奇恒》《五中》，决以明堂，审于始终，可以横行"。就是"平脉查体"，时刻牢记详细全身反应经络穴位检查，把经络查体作为保证治病疗效的根本，如此才可以"横行"，也就是走遍天下无敌手。

在《黄帝内经》一书里，还有经常讲到的一句话，"知其要者，一言而终，不知其要，流散无穷"。意思就是说，"平脉查体"的检查方法，始终是中医治病方法都必须要遵循和必须进行的一项基础工作。无论治疗哪种疾病,用什么手段,是针刺、是开药都必须依据体表这样一些疾病的客观体征。

从现在保留的一些书目看,比如《扁鹊内经》《扁鹊外经》《素女脉诀》等,还有像《揆度》《奇恒》《从容》等,都是上古时期脉诊的重要文献,这些历史久远的古籍文字,大部分篇章都是在讲"平脉查体"这个根本问题。现在我们后世的医生所撰写的大部分脉法著作,对这些文字都没有自己清晰的概念来加以解释。

"揆度"揣测之意,推测、揣度穴位上的各种变化。也正是中医查体的基本含义。现在人们将"查体"叫"体检",所查到的内容,却是身体内部的构造方面的一些变化,这与中医完全不同。

"奇恒"是临床如何对"穴位反应"与"不反应"进行判断的一种术语。"恒"指本身的、永久的、正常的,"奇"指特殊的、非常的、不正常的。通过对正常的与不正常的判断,来了解体内的病变情况,就叫"奇恒"。

"从容"同样是一种解释中医查体的术语。对所检查的部位,通过一种检测手段,经过一种测验和实验过程,看看是显示了"从容"还是没有显示"从容",没有显示叫"从容"显示了叫"不从容"。

以上这些,就是古典中医"扁鹊医道"所强调的《揆度》《阴阳》的"中医查体"医疗模式和方法。

第三章 "经典中医"的"藏象医学"理论体系

"经典中医"中"藏象医学"的最大贡献是揭示了除西方解剖医学之外的疾病又一规律。作者通过不断探索和努力,一个能够解释人体生理病理现象,预测疾病死生,融解剖医学、气象医学于一身的已经形成程序化操作的"平脉查体"诊疗程序得以形成。

中国藏象医学理论不断吸收人体解剖医学的营养,丰富和完善自己,形成了在解剖医学理论基础上的以体表反应腧穴阴阳五行规律为基础的藏象医学理论。到《黄帝内经》成书时代,一个能圆满解释人体一切生理病理现象,能融汇解剖医学等百家之长于一身的中国藏象医学"平脉查体"医疗模式和方法问世。从此一个由中华民族创造的能彻底征服一切疑难疾病的气象医学模式在世界的东方出现，从古到今，能预测疾病、能真正完整解释疾病、揭示疾病规律的不是西方医学哪些仪器检查，而是中国中医的脉诊经络检查。

自古脉诊跟穴位检查是一起的，合起来叫中医查体。在古代的中医诊断学基础上，将阴阳五行理论联系到具体的经络穴位反应点上，在脉诊的提示下，平脉辨经，依据检查发现的体表反应经络穴位体征，进行诊断和辨证施治。脉诊的目的就是为了通过"平脉"了解和探寻疾病"脉动"的具体经络部位，然后"分经用药"。

古人把皮肤视作人体另类"器官"，而且认为是更重要的器官。数千年来，人们利用皮肤上经常出现的疾病反应物"腧穴"防治疾病，甚至比药物等更快捷而且有效。人们已知皮肤是抗御疾病感染的重要防线，皮肤是人体免疫的重要一环。已知的免疫学理论已经不能完全解释针刺技术中出现的神奇效果等很多问题。

"炎症性"反应在人体很普遍，从古典医著的一些记载看，针刺技术所依据的反应穴位很多时候就是一个炎症性反应灶。人体免疫学研究结论认为，除嗜中性免疫粒细胞之外的巨噬细胞，在人体细胞间吞噬病毒，降解和杀死细菌病毒等，是人类健康的重要防护力量。穴位反应的调节类似于"细胞免疫"的一种非特异性局部免疫反应。从这些方面认识针刺治病的机理，就会扩大我们的眼界。

同样，人体还有多种"补体"，通过化学防御进一步扩大了其他防御力量的范围和效果，如干扰素等。从一些针刺治病过程所反应出来的"出血、肿胀、化脓"等现象来说，我们可以从大多数有效病例推测出来，针刺所产生的效应，首先要借反应部位并给予它一定刺激和损伤，让受损伤的细胞释放信号，驱使一些化学物质渗透进入穴位反应区。

人体穴位反应体征时常会被人们熟悉的多种"点穴"手法，如推摩、按压、切掐等所激活。随之，不同反应体征被激活后表现出来的多种多样的应激反应和免疫反应有时可能很剧烈，或者不很剧烈等多种形式。然而不同属性的应激反应和免疫反应，将会带来整个人体免疫功能和体质的改变，不同疾病造成的痛苦将随之消失或减轻。对此类反应体征，暂时还未曾被现代医学做出各种鉴定意见和评判标准。目前，作者已经从事过数以万计、历时三十年的临床追踪观察，证实了它的可靠性、规律性和客观存在。

来自体表皮肤层面各个皮层部位的这种免疫反应和免疫应答，多数具有"阴阳"不同形式、不同程度的部位深浅变化，以及具有区域性变化和层次变化方面的那种"五行"特征的变化。从范围大小，深浅程度，坚硬松软程度来说，多数跟病变损坏严重程度相一致，从而论证和说明了"阴阳"和"五行"概念不是什么不可理解的哲学概念，而是临床需要凭借和掌握的免疫反应"公式定律"。另外，作者通过实践证实此类免疫反应多数发生过程和发生率可以把控、可以重复，可以在任意疾病患者身上得到验证，因此有必要制定多种实验和检测手段对其科学性加以评价和应用。

在多种复杂病情面前，通过密切观察其细微变化，可以及时判定和预测各种疾病的预后轻重，让有关生命本质的研究更加清晰和客观。同样，在此基础上，采用已有诊断治疗技术，比如手术治疗、药物治疗，选择在穴位反应属性上相当的药物来替代已有的外治方法，如针刺等，最终使得各种疾病的完全治愈。符合古籍中记载的"决死生、处百病、调虚实"的多种功能。

人们常说，中医治病能除根，中医认识疾病的思路和方法比西医强。虽然西医的抗菌消炎、手术等解决了一些中医曾不能解决的难题，但之后会给患者带来一系列麻烦和遗留问题，甚至导致医患矛盾明显增加。

第四章　依据"腧穴反应"的"微型手术刺法"

人体出现的多种顽固性疾病，会在体表出现"隆起、肿满、虚陷"等多种形式的"寒热虚实"反应体征。应用中医"平脉查体"医疗方法，给予验证，作者证实这样的反应物常常会被体表一种隶属于"细胞免疫"的物质所干扰，明显地会出现具有"层次感"的形态和性质变化，其具有"层次感"的免疫物质的外在形态大多跟病变的性质密切相关。

针刺过程，是通过一定手法激惹，让穴位反应局部血管膨胀，血流增加，让穴位局部区域引起一定程度的红肿和发热，让毛细血管通透性增加，通过局部所产生的水肿、血管扩张，让毛细血管中的吞噬白细胞向这种具有炎症性改变的细胞方向游动。激励这样一些吞噬细胞更大范围和更快速度地吞噬细菌病毒等外来病原体。并将一些强烈的整体效应传递给大脑皮层中枢神经系统。

"干细胞"是一类具有自我更新能力很强和存在于胚胎成体中的一种原始细胞。有了适当的条件，可以分化为多种终末端细胞等功能细胞，起到修复已损害组织和疾病治疗作用。看到针刺技术的许多神奇效果，据此我们推测，这些效果的发挥，可能是针刺调节过程，激活了自身"干细胞"，为"原始细胞分化"创造了有利条件。

在人体中，参与免疫防御功能的细胞有白细胞和淋巴细胞等。淋巴细胞负责收集和分散漫游在体内的非特异性免疫响应的细胞残留和化学物质。

举一个种牛痘的例子来说，在一个暴露部位接种牛痘苗，即感染源就能赋予机体一种防御天花的能力。从抗原这个概念上说，人类很早可能就懂得了这种利用穴位反应"刺法"刺激，这一外源性的抗原物质，产生像"种牛痘"这样一个特异性免疫应答的巨大作用。直到数千年后，人们才了解到利用自体细胞免疫过程来扩大这种非特异性免疫治病的方法，而且还可以更大限度地调动"干细胞"之类在人体第三道免疫防线上的作用。

针刺后会有些反应穴位上出现"化脓"样变，像是有感染迹象形成的脓液，即是病原体和免疫细胞死亡和正在死亡的混合物被排出，整个过程都需要细胞介导性免疫，即"细胞免疫"参与。特别是在古法针刺技术的引导下，通过一定手法的诱导激活骨髓和胸腺里的"干细胞"之类的免疫应答过程，这是古法穴位反应调理技术赋予人类的更大智慧。

通过"针刺手法"激活"细胞免疫"，我们总结过许多"微型手术刺法"的临床案例，如：

2006 年，北京顺义区一位糖尿病患者张某，患糖尿病多年，后来发展到出现并发症，某医院曾为之做了心脏搭桥手术，手术之后又出现严重的颈椎病、肩周炎，晚上疼痛不能平卧。一次机缘路过作者的诊所，他抱着试一试的心态进行了平脉查体医疗检查，经检查，作者发现患者有一个细胞免疫反应特别严重，让人记忆犹新。当初平脉查体发现的腧穴反应部位很多，治疗多次后，陆续有部分穴位反应开始消失，然而下肢右侧胫骨后沿，内踝上四寸处出现一红肿坚硬很大的包块，没有任何痛苦。经过调理，反应处出毒、出水，甚至水多地往外流。数天之后，头上出现化脓样迹象，整个红肿开始消散。在经过多天调理，反应处皮肤颜色慢慢变得正常，随后整个反应部位平复如常，以前所有病痛完全消失，糖尿病得到彻底治愈。

对于这样严重地出现在穴位部位的免疫反应，最本质的还是发生在细胞膜通透性改变等属于细胞免疫范畴的病理生理改变。不同病情的人身上，其病理生理反应的类型各不相同。本案例当病情要出现转机的时候，出现如此反应，多被判断为"寒瘀、湿瘀"

之类改变的反应体征。其主要过程，因寒邪和湿邪结合在一起，最后郁久化热，所以有红肿。因湿邪停留，所以水湿很多。如果因瘀，还会有肿硬，甚至有的人反应部位肿硬的坚硬如石，针刺不入。

有类风湿患者王某，患病时间很长，久治不愈，经朋友介绍前来就诊。第一次平脉查体，全身性穴位反应检查，在查的过程中双委中穴位上就出现明显充血，到第二次治疗，充血部位就有了出血愈合的干痂，之后干痂一天天长大，面积和体积厚度都在增加。除此之外，其他的穴位并无此类现象。随着各部位穴位反应的治疗患者的病痛苦日渐减轻，大约经过一个多月时间的调理，出现在委中穴的干痂从小到大，从薄到厚，再从大到小，从厚到薄，直至病痛完全消失，结痂脱落，局部皮肤恢复正常。

该患者为类风湿，平常认为有风、有湿、有痰、有瘀，而且从穴位反应看，瘀血较重，所以才有此类反应体征出现。与该病例情况一样的还有患者张某，类风湿使得手指全部变形，平脉查体后处置该患者病情时，发现在其患者右阳溪穴处有异常，针刺坚紧，反复针刺，竟反复出血，血量多而且血出成块。经多次调理后，该患者病情取得很大进展，疗效十分满意。所有这些，从理论上就说明该类风湿疾病，其病理基础确实是"有风、有痰、有瘀"，且寒热错杂，虚实夹杂，所以单靠药物很难见效。刺法激活免疫系统，特别是激活"干细胞"，让其产生根本性的细胞免疫反应，才能最终治愈类风湿。

与之相同的还有一个经常遗尿的3岁女孩，晚上尿床甚是严重，家长觉得很是痛苦。在调理中，右合谷穴皮肤破口处逐渐长出一个干痂，而且不断增高，像长出一个瘊子，直到病愈，干痂才最终脱落。可以看出，在如此小小的一个部位，很小的一个面积能生长出这样有生命力的结痂，而且不断生长，从中医理论上讲，是病患的反应部位似有"病邪"支持，不断供养着它生长的营养，从免疫学角度讲，是借助如此反应体征应用古法针刺技术，调动了体内多个免疫系统和免疫细胞参与，产生了全身性免疫效果。最值得记取的是，如此刺法手段可激活自身"干细胞"产生强大的治疗作用，安全经济，无不良反应。这提示我们每一位医务工作者，能对古法针刺技术引起足够重视。

有许多患者，当穴位反应被检查出来后，开始可能只是一些蛛丝马迹，当应用古法调节到一定程度后，便会突然冒血，有的则是轻轻出血。按照中医理论判断，这是局部反应有了热象的缘故。而另一种情况，当应用古法调节到一定程度后，便会发现穴位反应局部逐渐出现发暗和发青的现象，并且一天天扩大，而后便发现又逐渐变为硬块。

有个别的人个别的穴位上甚至穴位反应处出现异常坚紧的情况，按照中医理论判断，这是局部反应寒邪较重的缘故，坚紧实硬则可能有痰有瘀。患者蒋某，长期肠胃不好，肝气郁结，引起比较严重的肝病，且体弱、全身整个皮肤松软发黄。治疗中在下肢内踝前后内外多个穴位反应上出现非常坚硬的穴位反应，硬度和面积还会逐渐增加，后来竟坚紧无比，针刺不入，非常罕见。经过半年多不间断调理，配合贴太乙丹，以及手法针刺和药物治疗，坚硬程度便逐渐有了好转，人的体质也随之慢慢有所改变，直至面色红润，体质恢复正常。

第五章 "刺法技术"激活自体干细胞

通过作者的大量临床观察证实，古代书籍里记载的"腧穴"，不是简单和孤立的一个穴位变化，而是跟高级神经中枢有直接联系的一个很重要的信息部位。历史上已经认定它是人体的一个"命门"部位，实践证实也的确如此。那些穴位反应处由软到硬，再由硬到软，全程有人体重要免疫系统参与，而最直接的解释就是利用穴位反应这一重要契机，激活了人体"干细胞"之类原始细胞，发挥了其他任何方法无法替代的损坏组织修复和疾病治疗作用。在许多临床病例的穴位治疗中，通过各种手法不断调理，那些坚硬包块也随之日渐变小变软变轻最后到消失，从而产生了相应的治病作用。自古到今，虽然古法针刺技术被历代多次移植简化，但还是有一些精华被一代一代传承了下来。

遇到穴位反应治疗后皮色发暗出现瘀斑的问题，常常是一个病情有了转机的现象。很多患者在查体发现异常之后，点按局部，随后局部发生暗滞，皮色发暗。如果停止治疗，有的很快消失，这是精气不足，邪气内陷的表现，反而不好。如果瘀斑数周甚至数月消散不了，反而是好事，说明自体已经产生了免疫力，好像站岗的卫士一样，时常在守卫着我们身体的健康。当然，多数情况下，我们继续调理，不断激活免疫系统和细胞免疫的深度和力度，皮色发暗出现瘀斑的问题会很快解决，最终不留任何痕迹。

对于有人皮肤和肌肉层面治疗后由松软变为坚硬，中间出现包块，甚至逐渐变硬、变坚紧，针刺不入或针刺很困难。当病痛消失之后，免疫系统还在工作，经过一个月，甚至两三个月，局部才会变软，皮肤颜色才会恢复正常。如果有人不配合，停止治疗，这些因免疫过程残留下来的瘀斑有的因体质再度变差，瘀斑退去的时间也会受到影响。

但如果继续坚持调理，皮肤颜色大多数都会自然恢复正常，不会留下斑痕。

对于穴位冒血、出血的问题。穴位反应在多数情况下不会出血，但当穴位由寒变热之后，会在不经意间突然喷发出血，有的如射箭一样射得很远很猛，有的甚至量还特别多。对于这种情况，不用害怕，不用急着按压，出血处冒完了之后会自己止血，有的随着血出，局部会鼓起很大一个包。这种现象中医称之得气，其真正形成机理，是邪气太盛，在极端手法鼓动下，所在反应部位迅速集结了大量免疫物质，特别是"干细胞"之类细胞免疫的参与，才形成如此特别的穴位反应形式。需要指出的是，随着血出、鼓包，人体会有轻松感，各种病痛也会随之减轻或者消失。

对于经过调理后的皮肤瘙痒，甚至难以忍受的瘙痒问题。正常情况下没有蚊虫叮咬，皮肤突然出现痒感，有的时候抓痒不下，很是难受，这也是穴位反应过程中细胞免疫参与的证据。痒感和痛感都是皮肤感觉异常的表现。中医理论认为，身体状况很差的时候，会出现营卫失调、气血失调的各种感觉异常。痛为实，痒麻为虚，特别在过敏性疾病和过敏性皮肤病中，当某一部位进行了穴位刺激调理之后，相隔很远的地方，会突然出现搔痒，头面、躯干、四肢都会有。在很多穴位调理后，局部常常感到很痒，甚至忍耐不了。因天气变化、因劳累、因各种理化因素，曾治疗过的穴位反应部位都会有痒感出现。这些感觉异常，都可以归结于穴位反应中有细胞免疫参与引起。

对于皮肤上出现"疤痕组织"问题。深入观察发现，在手术中，如果某一块皮肤符合中医理论中属于"寒的体征"的时候，术后皮肤上就会有疤痕组织出现，否则就没有。如果穴位反应检查中发现了此类体征，就要当寒的体征加以调理，然后手术就能避免疤痕组织出现。同样，穴位反应治疗中，对于寒的体征没有彻底治好，或者突然停止治疗，将来这个地方也会有类似的疤痕组织出现。这一现象说明，穴位反应是跟整个人体免疫系统是高度联系的，始终有"细胞免疫"参与。

再者，如果局部痛为寒性体征，局部痒为热性体征，色素沉着意味着局部阴寒较重，虽经过治疗调理，然而还是有余邪未尽，需要继续调理。如果碰到局部发麻，甚至手轻轻一碰，便如触电一般，让人感到恐惧害怕。这种情况，是属于气机失常的一种表现，说明细胞免疫过程中局部感觉神经传导加速，或者传导过快的一种感觉。在针刺中不能认为出现这种感传是好现象，而去追求这种感传感觉。因为身体好的情况下是不会有这种感觉的。如果有，经过针刺调理，身体得到调节恢复，痒麻、触电感，以及痛感都会随之消失。

第六章 "刺法"激活自体干细胞的前景

为了更详细地说明以上现象以及细胞免疫参与的情况，我们再举几个例子说明一下。

患者谢某，女，35 岁，2006 年结婚，想生孩子，检查自己有子宫肌瘤，去多家医院治疗，还是不能怀孕。通过中医平脉查体，寻找到反应腧穴，其中有几个穴位特别敏感，经过调理，反应较重的穴位就有局部发青紫肿块，随后出毒出水，穴位反应逐渐消失，直到恢复，终健康怀孕。类似的患者也是这样，我们有相当多的病例可以说明一点，要想彻底治愈不育不孕，要从体表找到反应穴位，依靠反应穴位调节，出现较重反应物，如破溃、出毒出水，局部红肿青紫肿块等。调动人体自身的免疫系统，特别是细胞免疫，攻克这一难关。

一般说，男女不育不孕可能有许多解剖概念上的缺陷或者病变，比如子宫、卵巢囊肿、肿瘤，输卵管堵塞，卵巢功能不全，性功能低下等。单单仅凭解剖概念上的调理或者说治疗，是不完全的，可能更多的是让需要生育的男女从气象角度的穴位反应调理，利用穴位反应的机会和契机，通过手法激活"干细胞"等免疫系统，通过原始细胞的再生和修复作用，使不具备生育条件的男女有怀孕生小孩的可能。

美容养颜备受人们推崇和关注，面膜、面上涂药，各种形形色色的美容方法，但这些都有局限性。其实，像疲劳，背痛，睡眠差，神经衰弱，脂肪肝，甲状腺结节，血管瘤，带状疱疹，脱发，经常晚上睡觉腿上抽筋，女性月经不调或闭经，便秘，卵巢早衰等，都会影响面部气色。在穴位反应体征检查之后，寻找到正确的反应穴位，手法激活，促使反应穴位产生更剧烈的免疫反应，可能在一两个穴位上出现青紫肿胀，甚至肿块。

当出现出毒出水等免疫反应后，人的整个体质会发生根本性变化，不单是面部红润，白里透红，红里透白的改善，而是各种病变、各种临床症状消失，就像换了一个人。有人开玩笑说，采用此"平脉查体"医疗方法，治疗调理两个疗程以上，就有可能会年轻十岁。作者治疗的核心是在患者身上找到反应穴位，激活免疫系统，激活"干细胞"，发挥应有的脏器修复和疾病治疗作用。

脑外伤，脊髓损伤，脑瘫，进行性肌营养不良，神经元病变，中风、脑血管意外后遗症，各种原因引起的瘫痪、肌肉萎缩等，手术治疗效果好的概率很低，中医所谓疯癫瘫都是在用毒性很大的虫类搜剔、矿物药、金石药调理。从原则上说，也应该是通过药物归经，选择属性上性味相当的药品始能揍效。可是，这一方面的研究已经中断了很长的时间，重启这项工作难度很大。而直接就在失调的经络部位寻找反应穴位，通过反应穴位手法激活"干细胞"之类免疫系统，才是最根本的治疗方法。

这方面我们观察的病例最多。像脑瘫，它的穴位反应体征免疫调节很是理想。像聋哑症，应用穴位反应体征原理，应用穴位免疫理论，尽早防治，可能有一半以上患者可免受聋哑带来的生活不便。脑血管疾病、心血管疾病，有那么多需要穴位反应体征免疫调节的患者。肌肉萎缩、进行性肌营养不良，害苦了很多小孩，原因是古人创造的穴位反应体征免疫疗法没有进入正规医院临床，这都是很遗憾的事。

脑外伤、脊髓损伤是很可怕的事，手术一般凶多吉少，不做手术的反而之后有希望恢复部分功能。在古法"平脉查体"医疗中，我们总结了许多十分宝贵的经验，大多病例的穴位调节方案可以重复使用。因为穴位手法调节，开展的也是比较精密的手术，一种微型手术。通过这种手术，让沉睡的神经元细胞重新复活。而在其中发挥主要调节作用的则是手法激活"干细胞"之类免疫细胞，让它们发挥固有的原始细胞修复功能。这就是古法穴位治疗方法中"刺法、灸法"的治病机理所在。也是古人语重心长地说："人之所以治，病之所以成""学之所始，工之所止""不可不通"的道理所在，更是"令终而不灭，久而不绝"创造医学未来的初衷。

我们说，恶性肿瘤、白血病，单靠药物调理有一定局限性，穴位反应所产生的反应体征不是别的，正是免疫系统干预疾病形成过程中的一种中间产物。所谓的"癌细胞"之类，也就是免疫过程所形成的反应物。它们之所以会极度迅速生长，就跟穴位反应调节中破溃处会快速愈合一样，是有一种后备力量在支撑着它们生长。在这方面，以穴位调节为基础，以药物调节为先锋，以手术、放化疗只能为最后的决战。

利用古法针刺技术以及"压丹疗法"激活自身免疫系统的调节，特别是激活免疫"干细胞"，调动这一人体有生以来自带的防病治病后备力量，是很有发展前景的工作，是中医走向世界一项巨大的医学创新工程。

第七章　走向"细胞免疫"高端医疗的刺法技术

　　回顾历史，以刺法、灸法最著名的"平脉查体"医疗模式，要向全国推广，需要解决一个很重要的问题，就是如何认识这一新的历史条件下的理论创新。我们一直在问自己，看似简单的一根针，怎么就能发挥那么大的治疗作用？站在今天西医解剖生理知识角度看，完全是不可思议的，然而却是实实在在存在的。这一问题的答案，正是人类凭借"穴位反应"和"细胞免疫"这一气象医学平台，让许多解不开的谜团终于解开。《素问·上古天真论》为什么能在数千年之前，就提出人类长生不老的主张？而支撑其理论的基础却正是"穴位反应"和"细胞免疫"这一根本理论基础。

　　利用穴位反应变化阐释人体生理病理变化的"阴阳五行"理论基础，正是深层解读"细胞免疫"和"命门学说"不同历史时代的科学研究的目标和方向。"细胞"是构成生命体的基本单位，是医学和疾病研究的基本单元结构。古籍中一再讲述他们所研究的"腧穴"具有"大小、厚薄、深浅"的区别，有"寒热虚实"物理属性的区别，而唯一能解释这一科学现象的便是"细胞免疫"所导致的形态功能改变和所发挥的中间调节作用。

　　穴位反应变化所揭示的"细胞免疫"理论已经写进了现代医学的教科书，但真正意义上的"细胞免疫"可能还有很多内容需要补充。可以肯定地说，能够完整解释"细胞免疫"过程和基本形式的可能还是中国古人所总结的"阴阳五行"理论。"细胞免疫"最终需要解释的还不只是"出血、红肿、疼痛、痒麻"以及机体组织"隆起、肿满、虚陷""寒热虚实"等物理的与化学的生物医学诸多特征。

　　《灵枢·终始》一文，从"平脉查体"的基本操作规范来说，具有"全面、系统"的意思。然而这个"终"指的正是终端，神经血管的末端、末梢和终端的意思；这个始，即开始、开端的意思。每一个穴位反应过程都要经过"初始、显露、肿硬、消散"的过程，只有把握住"腧穴反应"这一特别病理生理过程和基本规律后，医学才能借助"细胞免疫学"的进步而获得医学发展的突飞猛进。

　　与其说现代医学近来有关细胞免疫中"干细胞"功能的认识是世界医学史上的一个突破，还不如说是中国古人在五千年前已经将"干细胞"移植等治疗方法应用到"自体激活"干细胞这一更超前的医学研究之中。刺法灸法强调"经得脉出多而疾出"的认识是来自千千万万个医疗实践活动,"平脉查体"实验医学方法从气脉之穴位反应入手,可以为人体疾病诊断和治疗寻找到一条简便易行的"干细胞"激活技术。

"细胞免疫"结合"平脉查体"医学实验方法,更准确地找到激活"干细胞"等原始细胞发挥治病作用的理论突破后,无论在当前还是再推后一百年、一千年、一万年,中国古人对于健康的根本认识都是纯天然、纯绿色、无伤害、无污染的最理想的人类治病方法、养生方法。以此途径开展的导引、按跷、药物归经替代穴位治疗,再到中西互学互补,配合一定程度上的输液、输血、手术、药物治疗等综合调理,各种先进诊断检查手段,疫苗防治,体表穴位免疫接种,一步步将细胞免疫扩大,最后中西医走到一起,就可以实现人类健康长寿的自由王国。

目前摆在我们面前的困境是所涉及病种的反应数据比较庞大,种类比较繁多,观察时间比较长;患者受心理和环境方面的干扰和影响,患者在面对各种反应带来暂时性"痛苦"所缺乏的耐心和毅力;患者家属和周围人,特别是中西医生出自自己的不了解、不认识的情况下的流言蜚语。

古籍中数十万上百万字的翔实科研论文报告,作为原创理论上的支持,将为每一位怀疑此项科学研究的人们打消疑虑。特别鼓舞人心的是,遵照古籍中对相关技术手段的记载,可以逐渐形成程序化的操作。其中,最有历史意义和广阔前景的工作在于它就是现在人们梦寐以求的利用原始"干细胞"移植治疗多种疑难重症的技术和自体"干细胞"激活技术。

第八章 "平脉查体"依据"经络体征"用药

中医的治病理念,从本质上讲,最早中药就是替代穴位治疗的用以经络穴位调节的替代品。至今很多人并不了解古人应用"阴阳属性"这个"公约数",从而判断和推行出疾病过程中的"基本腧穴"到"基本药物"理念有多么先进和高深。

《汤液经法》一书所收载的秘传五脏补泻分经用药方剂和二十五味基本药物标本中,所载药物二十五味,与《内经》成书当时将人划分为二十五类人,将五腧穴划分为二十五个穴位，其理论基础和治病理念都是相同的，都是《黄帝内经》医学思想的精华。

中药治病跟西药治病的原理大相径庭，所谓"调气之方，必别阴阳""定其中外，各守其乡。内者内治，外者外治，微者调之，其次平之"。所谓"盛者夺之，汗者下之，寒热温凉，衰之以属"。任何一个人体疾病形成都会在体表呈现出不同的气象特征，所有的气象特征都具有一定属性和好发部位，把握住了这一点，也就是把握住了人体疾病的又一规律。

古人总结说，依据穴位反应体征用药，"见肝之病，知肝传脾，当先实脾"，即"肝脉"出现时，反应穴位却不在肝，而在脾。所以用药规律上，见穴位用药，正好应了"见肝之病，知肝传脾"这一客观规律和存在。包括五脏"俞募穴"，"俞为阳，募为阴"，都是作为五脏定位诊断的依据。

肝酸、心苦、脾甘、肺辛、肾咸。肺俞左实须黄芩，右实须白芍；肝俞左实须当归、川芎，右实须黄精、党参。心俞左实丹参、薤白，右实瓜蒌枳壳；脾俞左实干姜、附子，右实白术、扁豆、山药；肾俞左实杜仲、菟丝子、肉桂，右实茯苓、泽泻、地黄。若虚则反之，左为右，右为左。

古人对症用药总结了许多经验，头痛以川芎为主，偏太阳加蔓荆子，偏阳明加白芷，偏少阳加柴胡，偏太阴加苍术，偏少阴加细辛，偏厥阴加吴茱萸。调理方法充分体现分经用药。风湿肢关节痛加羌活，顶巅痛加藁本，小腹痛用青皮、桂、茴香，脐腹痛用白芍，寒痛加桂，腹中热痛用黄柏，腹中挛痛用苍术、麦芽，疝痛用川楝子，腹胀满厚朴、紫草，热实便闭用大黄、芒硝，心下痞闷用枳实、黄连，祛痰，肌肤热用黄芩，虚热虚汗出用黄芪，胁痛寒热用柴胡，胃痛用草寇，气痛用枳壳。以上都起引经的作用。

调气用木香、香附、丁香、檀香、沉香。补气用人参、甘草。破气活血用桃仁、苏木、红花、茜根、元胡、郁李仁。止嗽用五味子、杏仁、贝母。四季春加防风、升麻；夏加黄芩、知母、白芍；秋加泽泻、茯苓；冬加桂、附。

举例来说，肝虚以陈皮、生姜之辛补之，实则白芍之酸泻之，补肾以补肝，则用地黄丸，泻青丸泻肝，甘草泻心。心虚补以咸，如戎盐，旋复花，如安神丸。心实甘草泻之，如泻心汤、导赤散。

脾虚补之甘草、大枣，实用枳壳、山楂泻之。补以益黄散，泻以泻黄散。肺虚以五味子之酸补之，实以地骨皮、牛蒡子泻之。虚则阿胶散，实则泻白散。肾虚以地黄、滑石之类补之，虚则泽泻、黄柏泻之。

用药宜忌。味过于甘，心气喘满。甘补脾，壅肺，心苦缓，心实当以薤白辛苦之类泻之。大凡色黑，肾气不衡，肾色黑宜食辛，辛苦降心气，润肾水，心色赤，宜食酸故瓜蒌、薤白、桂枝、半夏之类能治胸痹。

味过于酸，肝气以津，脾气乃绝。酸补肺泻肝，而肝以辛补之，脾缺少肝的管理，肝阴即脾阳的一部分，故脾气乃绝。见肝之病，当以甘缓，故不宜酸。

味过于苦，胃气乃厚。苦寒败胃，苦味泻心与小肠，而以咸补，所以咸淡之味有助于胃的消化。胃气厚即实，即寒。所以消食用酸，利气用辛，胃喜温暖忌寒凉。

味过于辛，精神乃央。精神受到打击消耗。辛散消耗正气，收敛需要酸味，辛泻肺补肝，升散太过就会出现副作用。辛散重剂全蝎、白花蛇、威灵仙，在于通调风寒湿痰瘀之阻滞经络。更有水蛭、芒虫之类有毒之品，辛香走窜之品，皆有耗散精气的负面影响，镇静安神都在利用其毒性缓解精神紧张，桃仁、红花、三棱、莪术等都是应当慎用的。破血通经，尽量用针。

味过于咸，大骨气劳。咸味对应的是淡，清淡有利于湿气的排泄，如果过咸，则水湿不能排泄，湿多脾气困受，土不能管理于水，则肾水缺少脾土供养，故曰大骨气劳。肉病无多食甘，骨病无多食咸，都是说在相关脏气困乏的情况下，是不接受补益的。

下边以古方"五脏大小补泻汤"为例，做一举例解释。

小补肝汤中，桂、姜皆辛味，都属于木，正符合"肝辛补"之意，佐以大枣之甘。"见肝治脾"之意已明。只一味五味子，作为反佐，兼有补中带泻之意。共建补肝之功。

大补肝汤中，针对比较复杂的病因和临床表现，加进旋覆花之咸补肝之母"心"，竹叶之苦，代赭石之苦，补肾肝之母。前者补心谓子能令母实，后者虚则补其母。

小泻肝汤，首当以芍药、枳实之酸，反佐以生姜之辛，泻中仍不忘补，显得平稳周全。

大泻肝汤，在前方基础上泻肾之咸味大黄，得到巧妙应用，在心肾之间祛除肝邪之重，贵在黄芩苦泄肺气，去除来自肺金之外援。甘草之甘，亦乃见肝传脾，而补脾以防因泻伤及脾。

小补心汤，心苦缓，急食酸以收之，所以用全瓜蒌之酸及甘辛之味，收敛心气，以薤白之辛及苦味，行气宣痹，泻肺所以利气，泻心所以反佐酸收之太过，加酒之辛只在畅胸。

大补心汤，在前方基础上加半夏之辛，加厚朴之咸，加桂心之辛甘，以及行气的枳实之酸，不同病情的加减法中，充分体现了胸痹等不同心脏病的处置原则，在药物共性上寻找更有个性的药物。

小泻心汤，龙胆草、栀子皆苦以泻心，加醋之收，更有戎盐之咸以反佐，泻中有补而周全。

大泻心汤，加苦泻心之苦参，加升麻之辛，淡豆豉之苦、辛，共辅苦调胸痹之症之功。

小补脾汤，甘草、人参之甘补脾，少佐以白术之苦中有甘，干姜之辛中有热，体现热补心之补母。大补脾加旋覆花之咸补心，麦冬之甘补肺助脾，五味子之酸补肺养脾，其中玄机都在综合调理之中。

第九章 "药类法象"的《汤液经法》用药思想

"药类法象"其实是我国殷商时期伊尹所创立的《汤液经法》用药思想，"药类法象"这一概念最早是金元时期著名医家张元素提出来的，是他首先对于药物性能的认识，开始从"药物气象"方面开展研究的。

《素问·阴阳应象大论》篇中解释说，"阴阳应象"中的"阴阳"指反应穴位，"象"指大自然的气象。在这里，我们需要回到《内经》时代，从一个"人体平面图"的"象"的内涵开始理解。所谓"东方生风，风生木，木生酸，酸生肝；南方生热，热生火，火生苦，苦生心；中央生湿，湿生土，土生甘，甘生脾；西方生燥，燥生金，金生辛，辛生肺；北方生寒，寒生水，水生咸，咸生肾"。又"草生五味，五味之美，不可胜极"。

这段话解释了五味生成与气候环境密切相关，是生命属性基本规律的生物体现，也解释了各自产生的"时令、季节、气候、产地"的不同与各自不同属性的密切关系，所谓"天有六气，降生五味"。

"五味"是药性"五行五类"的一个基本属性。古书记载说，十二经络排列是按照人体表面相关阴阳关系划分和排列出来的。对药物的基本属性加以阴阳的划分和归纳，需要在这张人体平面图上分出阴阳多少的概念来。

在这里应该说明的是，中国古人的眼里，言"药"只讲"属性"，言治病只讲"平衡阴阳",而不是单纯去讲有效成分。疾病中需要平衡的"阴阳",就是体表的反应穴位体征。

在《神农本草经》中的"基本药物"目录里,每一味药物也都标注有专属每一味中药的属性。其中延展出的当时人体疾病"归经用药"的许多原则和方法,都难以解释清楚。

比如药物有上中下三品,药分五类,"辛甘苦酸咸",要跟"五行"挂钩,分别贴上"药性代码"的标签。

古代设计的"太极图",就是一个"归经图",一个人体与天体"天人合一"的"人体平面设计图",其目的都是为了研究"药物归经"设置的理论框架。如同十二经脉是中医理论的基本框架一样。

"分经用药"又叫"归经用药",就是在前人,主要指以《神农本草经》基本药物目录为基础,在"辨经、查穴、认证"理念之上的一种更接近"科学、理性、规范"用药的古代用药方法。

每一味中药不管性味如何,只能归一条经络。所以,在古代人眼里一条经络就好似一条乐器的弦,都有五音的区别。一条经脉从头至尾就是一个阴阳关系,左右相对应经脉也是一个阴阳关系,都是根据它的属性所决定的。

某一种药究竟适合归那一条经络,要仔细分析它的三方面条件。一是气味,口服后所感觉出来的口味和产生的热感度。寒凉都由热感度决定,口味就因人而异了。同样的酸味有人就感觉酸得很厉害,有人就不觉得很酸,同样的辣味有人就感觉辣的很厉害,有人就不觉得很辣。这都是人体本来存在的偏性所决定。

二是治疗作用,几千年来那些药适合治什么病,大家都有经验记载,如果将十二经脉、络脉病候拿出来一比对,自然就会知道它应该归哪条经,这种归经形式需要资料来证明。

三是产地和气候条件。有人把动植物、昆虫及其形态、颜色、质地,动植物习性、所产方位、所产时间,"茎叶根梢"以及花蕾等条件一起拿来评价药性归属,也是很重要的。穴位阴阳是很具体的,药物阴阳是比较抽象的,药物归经很复杂,是个大工程,需要全社会产生共识,大家一起来完成。

比如"肝苦急,急食甘以缓之""心苦缓,急食酸以收之""脾苦湿,急食苦以燥之""肺苦气上逆,急食苦以泄之""肾苦燥,急食辛以润之"等。

在当代方剂教学中，人们常常会听到有"经方、时方"的说法，很多人实际上并不明白它们的区别在哪里。如果简单一点说，我国西汉以前留下的方剂，是根据分经用药规律专门针对某一经络病候配置出来的方剂，而且在规范教学中具有经典的地位和代表性的方剂，称经方。后世不断扩充药品种类，单独追求对某一病状可以很快或者临时能起到缓解作用的方剂，从配伍本身就没有一定章法，所以称之为时方。

我们常说，中华民族文化源远流长，中华医药文化的印记在我们身边无处不在。"十二生肖"属相理念进入每一个家庭，家喻户晓，每个人生下来都有一个生辰八字，都有一个专属自己的属相。但大家不知道的是，当年"十二生肖图"的设计，就是虚拟和借鉴动物属性设置的一个药物"归经图"。

现在古籍中这些中药用药原则，我们大家都已经很生疏了，必须来一个全面"补课"。

有资料显示，药物的气味阴阳是产生药物升降浮沉作用的基础，归经是中药研究的重要方向和最终目的。而药物的升降浮沉作用则是决定药物归经的主要依据。过去我们一直认为药物的性能是由气味阴阳决定的，将升降浮沉和归经作用都看作药性的一部分。其实，药物的治病作用，都来自它天然的气味阴阳本性，最终决定它的本性的才是归经作用。

对于这一说法，古人还有一段很经典的内容就更需要重温。"帝曰：善，五味阴阳之用何如？岐伯曰：辛甘发散为阳，酸苦涌泄为阴，咸味涌泄为阴，淡味渗泄为阳。六者或收或散，或缓或急，或燥或润，或耎或坚，以所利而行之，调其气使其平也"。这段话接着上一段话继续说下去，意思是说，掌握穴位阴阳之后，药物的阴阳又该如何划分呢？它们"六者"所要产生的治疗作用最后就是通过中药性能"所利而行之，调其气使其平"达到平衡调节作用的。

中药治病，依据穴位反应开出的药方，通过一些有偏性的药物，只要能将体表这些反应穴位清除掉，患者身体上的所有病痛就都会消失，就能治本。

附录

一、《史记》记载的具有教学价值的病案

（一）《史记》对仓公医案的记载

有关太仓公淳于意的医术，《史记》一书中直接转抄了他流传下来的医案。像这样翔实的医案，特别是历史以来少有的古典中医诊病医案，非常宝贵。

病案一： 齐侍御史成自言病头痛，臣意诊其脉，告曰："君之病恶，不可言也。"即出。独告成弟昌曰："此病疽也，内发于肠胃之间，后五日当臑肿，后八日呕脓死。"成之病得之饮酒且内。成即如期死。

所以知成之病者，臣意切其脉，得肝气。肝气浊而静，此内关之病也。脉法曰"脉长而弦，不得代四时者，其病主在于肝。和即经主病也，代则络脉有过"。经主病和者，其病得之筋髓里。其代绝而脉贲者，病得之酒且内。所以知其后五日而臑肿，八日呕脓死者，切其脉时，少阳初代。代者经病，病去过人，人则去。络脉主病，当其时，少阳初关一分，故中热而脓未发也，及五分，则至少阳之界，及八日，则呕脓死，故上二分而脓发，至界而臑肿，尽泄而死。热上则熏阳明，烂流络，流络动则脉结发，脉结发则烂解，故络交。热气已上行，至头而动，故头痛。

病案二： 齐王中子诸婴儿小子病，召臣意诊切其脉，告曰："气鬲病。病使人烦懑，食不下，时呕沫。病得之少忧，数忔食饮。"臣意即为之作下气汤以饮之，一日气下，二日能食，三日即病愈。

所以知小子之病者，诊其脉，心气也，浊躁而经也，此络阳病也。脉法曰"脉来数疾去难而不一者，病主在心"。周身热，脉盛者，为重阳。重阳者，逿心主。故烦懑食不下则络脉有过，络脉有过则血上出，血上出者死，此悲心所生也，病得之忧也。

病案三： 齐郎中令循病，众医皆以为蹙入中，而刺之。臣意诊之，曰："涌疝也，令人不得前后溲。"循曰："不得前后溲三日矣。"臣意饮以火齐汤，一饮得前溲，再饮大溲，三饮而疾愈，病得之内。

所以知循病者，切其脉时，右口气急，脉无五脏气，右口脉大而数。数者中下热而涌，左为下，右为上，皆无五脏应，故曰涌疝。中热，故溺赤也。

病案四：齐中御府长信病，臣意入诊其脉，告曰："热病气也。然暑汗，脉少衰，不死。"曰："此病得之当浴流水而寒甚，已则热。"信曰："唯，然！往冬时，为王使于楚，至莒县阳周水，而莒桥梁颇坏，信则揽车辕未欲渡也，马惊，即堕，信身入水中，几死，吏即来救信，出之水中，衣尽濡，有间而身寒，已热如火，至今不可以见寒。"臣意即为之液汤火齐逐热，一饮汗尽，再饮热去，三饮病已。即使服药，出入二十日，身无病者。

所以知信之病者，切其脉时，并阴。脉法曰"热病阴阳交者死"。切之不交，并阴。并阴者，脉顺清而愈，其热虽未尽，犹活也。肾气有时间浊，在太阴脉口而希，是水气也。肾固主水，故以此知之。失治一时，即转为寒热。

病案五：齐王太后病，召臣意入诊脉，曰："风瘅客脬，难于大小溲，溺赤。"臣意饮以火齐汤，一饮即前后溲，再饮病已，溺如故。病得之流汗出澹。澹者，去衣而汗晞也。

所以知齐王太后病者，臣意诊其脉，切其太阴之口，湿然风气也。脉法曰"沉之而大坚，浮之而大紧者，病主在肾"。肾切之而相反也，脉大而躁。大者，膀胱气也；躁者，中有热而溺赤。

病案六：齐章武里曹山跗病，臣意诊其脉，曰："肺消瘅也，加以寒热。"即告其人曰："死，不治。适其共养，此不当医治。"法曰"后三日而当狂，妄起行，欲走；后五日死"。山跗病得之盛怒而以接内。即如期死。

所以知山跗之病者，臣意切其脉，肺气热也。脉法曰"不平不鼓，形弊"。此五脏高之远数，以经病也，故切之时不平而代。不平者，血不居其处；代者，时参击并至，乍躁乍大也。此两络脉绝，故死不治。所以加寒热者，言其人尸夺。尸夺者，形弊；形弊者，不当关灸镵石及饮毒药也。

意按：臣意未往诊时，齐太医先诊山跗病，灸其足少阳脉口，而饮之半夏丸，病者即泄注，腹中虚；又灸其少阴脉，是坏肝刚绝深，如是重损病者气，以故加寒热。所以后三日而当狂者，肝一络连属结绝乳下阳明，故络绝，开阳明脉，阳明脉伤，即当狂走。后五日死者，肝与心相去五分，故曰五日尽，尽即死矣。

病案七：齐中尉潘满如病少腹痛，臣意诊其脉，曰："遗积瘕也。"臣意即谓齐太仆臣饶、内史臣繇曰："中尉不复自止于内，则三十日死。"后二十余日，溲血死。病得之酒且内。

所以知潘满如病者，臣意切其脉深小弱，其卒然合合也，是脾气也。右脉口气至紧小，见瘕气也。以次相乘，故三十日死。三阴俱抟者，如法；瘕俱抟者，决在急期；一抟一代者，近也。故其三阴抟，溲血如前止。

病案八： 阳虚侯相赵章病，召臣意。众医皆以为寒中，臣意诊其脉曰："迥风。"迥风者，饮食下嗌而辄出不留。法曰"五日死"，而后十日乃死。病得之酒。

所以知赵章之病者，臣意切其脉，脉来滑，是内风气也。饮食下嗌而辄出不留者，法五日死，皆为前分界法。后十日乃死，所以过期者，其人嗜粥，故中藏实，中藏实故过期。师言曰"安谷者过期，不安谷者不及期"。

病案九： 济北王病，召臣意诊其脉，曰："风蹶胸满。"即为药酒，尽三石，病已。得之汗出伏地。

所以知济北王病者，臣意切其脉时，风气也，心脉浊。病法"过入其阳，阳气尽而阴气入"。阴气入张，则寒气上而热气下，故胸满。汗出伏地者，切其脉，气阴。阴气者，病必入中，出及灖水也。

病案十： 齐北宫司空命妇出于病，众医皆以为风入中，病主在肺，刺其足少阳脉。臣意诊其脉，曰："病气疝，客于膀胱，难于前后溲，而溺赤。病见寒气则遗溺，使人腹肿。"出于病得之欲溺不得，因以接内。

所以知出于病者，切其脉大而实，其来难，是蹶阴之动也。脉来难者，疝气之客于膀胱也。腹之所以肿者，言蹶阴之络结小腹也。蹶阴有过则脉结动，动则腹肿。臣意即灸其足蹶阴之脉，左右各一所，即不遗溺而溲清，小腹痛止。即更为火齐汤以饮之，三日而疝气散，即愈。

（二）《史记》记载的具有教学价值的病案

病案十一： 故济北王阿母自言足热而懑，臣意告曰："热蹶也。"则刺其足心各三所，案之无出血，病旋已。病得之饮酒大醉。

病案十二： 济北王召臣意诊脉诸女子侍者，至女子竖，竖无病。臣意告永巷长曰："竖伤脾，不可劳，法当春呕血死。"

病案讨论：臣意言王曰："才人女子竖何能？"王曰："是好为方，多伎能，为所是案法新，往年市之民所，四百七十万，曹偶四人。"王曰："得毋有病乎？"臣意对曰："竖病重，在死法中。"王召视之，其颜色不变，以为不然，不卖诸侯所。

至春，竖奉剑从王之厕，王去，竖后，王令人召之，即仆于厕，呕血死。病得之流汗。流汗者，法病内重，毛发而色泽，脉不衰，此亦内之病也。

病案十三：齐中大夫病龋齿，臣意灸其左大阳明脉，即为苦参汤，日嗽三升，出入五六日，病已。得之风，及卧开口，食而不嗽。

病案十四：菑川王美人怀子而不乳，来召臣意。臣意往，饮以莨锽药一撮，以酒饮之，旋乳。

臣意复诊其脉，而脉躁。躁者有余病，即饮以消石一齐，出血，血如豆比五六枚。

病案十五：齐丞相舍人奴从朝入宫，臣意见之食闺门外，望其色有病气。臣意即告宦者平。

病案讨论：平好为脉，学臣意所，臣意即示之舍人奴病，告之曰："此伤脾气也，当至春鬲塞不通，不能食饮，法至夏泄血死。"

宦者平即往告相曰："君之舍人奴有病，病重，死期有日。"相君曰："卿何以知之？"曰："君朝时入宫，君之舍人奴尽食闺门外，平与仓公立，即示平曰，病如是者死。"

相即召舍人而谓之曰："公奴有病不？"舍人曰："奴无病，身无痛者。"至春果病，至四月，泄血死。

所以知奴病者，脾气周乘五脏，伤部而交，故伤脾之色也，望之杀然黄，察之如死青之兹。众医不知，以为大蟲，不知伤脾。

所以至春死病者，胃气黄，黄者土气也，土不胜木，故至春死，所以至夏死者。

脉法曰"病重而脉顺清者曰内关"，内关之病，人不知其所痛，心急然无苦。若加以一病，死中春；一愈顺，及一时。其所以四月死者，诊其人时愈顺。愈顺者，人尚肥也。奴之病得之流汗数出，于火而以出见大风也。

病案十六：菑川王病，召臣意诊脉，曰："蹶上为重，头痛身热，使人烦懑。"臣意即以寒水拊其头，刺足阳明脉，左右各三所，病旋已。病得之沐发未乾而卧。诊如前，所以蹶，头热至肩。

病案十七：齐王黄姬兄黄长卿家有酒召客，召臣意。诸客坐，未上食。臣意望见王后弟宋建，告曰："君有病，往四五日，君要胁痛不可俯仰，又不得小溲。不亟治，病即入濡肾。及其未舍五脏，急治之。病方今客肾濡，此所谓"肾痹"也。"宋建曰："然，建故有要脊痛。往四五日，天雨，黄氏诸倩见建家京下方石，即弄之，建亦欲效之，效之不能起，即复置之。暮，要脊痛，不得溺，至今不愈。"

建病得之好持重。所以知建病者，臣意见其色，太阳色乾，肾部上及界要以下者枯四分所，故以往四五日知其发也。臣意即为柔汤使服之，十八日所而病愈。

病案十八：济北王侍者韩女病要背痛，寒热，众医皆以为寒热也。臣意诊脉，曰："内寒，月事不下也。"即窜以药，旋下，病已，病得之欲男子而不可得也。

所以知韩女之病者，诊其脉时，切之，肾脉也，啬而不属。啬而不属者，其来难坚，故曰月不下。肝脉弦，出左口，故曰欲男子不可得也。

病案十九：临菑氾里女子薄吾病甚，众医皆以为寒热笃，当死，不治。臣意诊其脉，曰："蛲瘕。"蛲瘕为病，腹大，上肤黄粗，循之戚戚然。

臣意饮以芜华一撮，即出蛲可数升，病已，三十日如故。病蛲得之于寒湿，寒湿气宛笃不发，化为虫。

臣意所以知薄吾病者，切其脉，循其尺，其尺索刺粗，而毛美奉发，是虫气也。其色泽者，中藏无邪气及重病。

病案二十：齐淳于司马病，臣意切其脉，告曰："当病迥风。迥风之状，饮食下嗌辄后之。病得之饱食而疾走。"

淳于司马曰："我之王家食马肝，食饱甚，见酒来，即走去，驱疾至舍，即泄数十出。"臣意告曰："为火齐米汁饮之，七八日而当愈。"

时医秦信在旁，臣意去，信谓左右阁都尉曰："意以淳于司马病为何？"

曰："以为迥风，可治。"信即笑曰："是不知也。淳于司马病，法当后九日死。"即后九日不死，其家复召臣意。

臣意往问之，尽如意诊。臣即为一火齐米汁，使服之，七八日病已。所以知之者，诊其脉时，切之，尽如法。其病顺，故不死。

病案二十一：齐中郎破石病，臣意诊其脉，告曰："肺伤，不治，当后十日丁亥溲血死。"即后十一日，溲血而死。破石之病，得之堕马僵石上。

所以知破石之病者，切其脉，得肺阴气，其来散，数道至而不一也，色又乘之。

所以知其堕马者，切之得番阴脉。番阴脉入虚里，乘肺脉。肺脉散者，固色变也乘也。

所以不中期死者，师言曰："病者安谷即过期，不安谷则不及期。"

其人嗜黍，黍主肺，故过期。所以溲血者，诊脉法曰"病养喜阴处者顺死，养喜阳处者逆死"。其人喜自静，不躁，又久安坐，伏几而寐，故血下泄。

病案二十二：齐王侍医遂病，自练五石服之。臣意往过之，遂谓意曰："不肖有病，幸诊遂也。"臣意即诊之，告曰："公病中热。"

论曰"中热不溲者，不可服五石"。石之为药精悍，公服之不得数溲，亟勿服。色将发臃。遂曰："扁鹊曰'阴石以治阴病，阳石以治阳病'。"

"夫药石者有阴阳水火之齐，故中热，即为阴石柔齐治之；中寒，即为阳石刚齐治之"。

臣意曰："公所论远矣。扁鹊虽言若是，然必审诊，起度量，立规矩，称权衡，合色脉表里有余不足顺逆之法，参其人动静与息相应，乃可以论。"

论曰"阳疾处内，阴形应外者，不加悍药及镵石"。夫悍药入中，则邪气辟矣，而宛气愈深。

诊法曰"二阴应外，一阳接内者，不可以刚药"。刚药入则动阳，阴病益衰，阳病益著，邪气流行，为重困於俞，忿发为疽。

意告之后百余日，果为疽发乳上，入缺盆，死。此谓论之大体也，必有经纪。拙工有一不习，文理阴阳失矣。

病案二十三：齐王故为阳虚侯时，病甚，众医皆以为蹶。臣意诊脉，以为痹，根在右胁下，大如覆杯，令人喘，逆气不能食。

臣意即以火齐粥且饮，六日气下；即令更服丸药，出入六日，病已。病得之内。诊之时不能识其经解，大识其病所在。

病案二十四：臣意尝诊安阳武都里成开方，开方自言以为不病，臣意谓之病苦沓风，三岁四肢不能自用，使人喑，喑即死。今闻其四支不能用，喑而未死也。病得之数饮酒以见大风气。

所以知成开方病者，诊之，其脉法奇咳言曰"脏气相反者死"。切之，得肾反肺，法曰"三岁死"也。

病案二十五： 安陵阪里公乘项处病，臣意诊脉，曰："牡疝。"牡疝在鬲下，上连肺。病得之内。

臣意谓之："慎毋为劳力事，为劳力事则必呕血死。"处后蹴踘，要蹶寒，汗出多，即呕血。臣意复诊之，曰："当旦日日夕死。"即死。病得之内。

所以知项处病者，切其脉得番阳。番阳入虚里，处旦日死。一番一络者，牡疝也。

（三）仓公论病情和诊病原理的记载

臣意曰：他所诊期决死生及所治已病众多，久颇忘之，不能尽识，不敢以对。

问臣意："所诊治病，病名多同而诊异，或死或不死，何也？"

对曰：病名多相类，不可知。

故古圣人为之脉法，以起度量，立规矩，县权衡，案绳墨，调阴阳，别人之脉各名之，与天地相应，参合于人，故乃别百病以异之。

有数者能异之，无数者同之。然脉法不可胜验，诊疾人以度异之，乃可别同名，命病主在所居。

今臣意所诊者，皆有诊籍。所以别之者，臣意所受师方适成，师死，以故表籍所诊，期决死生，观所失所得者合脉法，以故至今知之。

问臣意曰："所期病决死生，或不应期，何故？"

对曰："此皆饮食喜怒不节，或不当饮药，或不当针灸，以故不中期死也。"

问臣意："意方能知病死生，论药用所宜，诸侯王大臣有尝问意者不？及文王病时，不求意诊治，何故？"

对曰："赵王、胶西王、济南王、吴王皆使人来召臣意，臣意不敢往。文王病时，臣意家贫，欲为人治病，诚恐吏以除拘臣意也。故移名数，左右不脩家生，出行游国中，问善为方数者事之久矣，见事数师，悉受其要事，尽其方书意，及解论之。身居阳虚侯国，因事侯。侯入朝，臣意从之长安，以故得诊安陵项处等病也。"

问臣意："知文王所以得病不起之状？"

臣意对曰："不见文王病，然窃闻文王病喘，头痛，目不明。臣意心论之，以为非病也。以为肥而蓄精，身体不得摇，骨肉不相任，故喘，不当医治。

脉法曰"年二十脉气当趋，年三十当疾步，年四十当安坐，年五十当安卧，年六十已上气当大童"。文王年未满二十，方脉气之趋也而徐之，不应天道四时。后闻医灸之即笃，此论病之过也。

臣意论之，以为神气争而邪气入，非年少所能复之也，以故死。

所谓气者，当调饮食，择晏日，车步广志，以适筋骨肉血脉，以泻气。故年二十，是谓"易"。法不当砭灸，砭灸至气逐。

（四）仓公学医与中医传承授徒的故事

仓公学医：问臣意："师庆安受之？闻于齐诸侯不？"

对曰："不知庆所师受。庆家富，善为医，不肯为人治病，当以此故不闻。庆又告臣意曰："慎毋令我子孙知若学我方也。"

问臣意："师庆何见于意而爱意，欲悉教意方？"

对曰："臣意不闻师庆为方善也。意所以知庆者，意少时好诸方事，臣意试其方，皆多验，精良。

臣意闻菑川唐里公孙光善为古传方，臣意即往谒之。得见事之，受方化阴阳及传语法，臣意悉受书之。

臣意欲尽受他精方，公孙光曰："吾方尽矣，不为爱公所。吾身已衰，无所复事之。是吾年少所受妙方也，悉与公，毋以教人。"

臣意曰："得见事侍公前，悉得禁方，幸甚，意死不敢妄传人。"

居有间，公孙光间处，臣意深论方，见言百世为之精也。

师光喜曰："公必为国工。吾有所善者皆疏，同产处临菑，善为方，吾不若，其方甚奇，非世之所闻也。吾年中时，尝欲受其方，杨中倩不肯，曰'若非其人也'。胥与公往见之，当知公喜方也。其人亦老矣，其家给富。"

时者未往，会庆子男殷来献马，因师光奏马王所，意以故得与殷善。

光又属意于殷曰："意好数，公必谨遇之，其人圣儒。"即为书以意属阳庆，以故知庆。臣意事庆谨，以故爱意也。

仓公授徒：问臣意曰："吏民尝有事学意方，及毕尽得意方不？何县里人？"

对曰："临菑人宋邑，邑学，臣意教以五诊，岁余；济北王遣太医高期、王禹学，臣意教以经脉高下及奇络结。当论俞所居，及气当上下出入邪逆顺，以宜镵石，定砭灸处，岁余。

　　菑川王时遣太仓马长冯信正方，臣意教以案法逆顺，论药法，定五味及和齐汤法。高永侯家丞杜信，喜脉，来学，臣意教以上下经脉五诊，二岁余。临菑召里唐安来学，臣意教以五诊上下经脉，奇咳，四时应阴阳重，未成，除为齐王侍医。"

　　总结：问臣意："诊病决死生，能全无失乎？"

　　臣意对曰："意治病人，必先切其脉，乃治之。败逆者不可治，其顺者乃治之。心不精脉，所期死生视可治，时时失之，臣意不能全也。"

二、《大国医书》序

人类医学发展和进步还面临诸多挑战，很多疾病至今我们对它还是无能为力，越来越需要改变思维，寻找"突破口"。郭朝印，陕西商洛人，人称"太乙中医"，是近年来在"修复、整理、传承"古典中医"平脉查体"医疗方面做出突出贡献的一位名老中医专家。深受广大患者的喜爱和称赞。幼承家训，刻苦学习，自我开创，把脉诊跟穴位检查结合在一起，把针刺跟用药结合在一起，擅长治疗各种疑难杂症。幼年曾拜师南阳名老中医王增寿学习切脉处方开药，后又多年跟随王雪苔教授学习，对脉诊和穴位经络学习研究有扎实的功底。1979年经国家选拔中医师以商洛第一名的优异成绩录取进入商洛卫校工作。之后全身心投入中医"四大经典"的钻研，一边实践一边学习，逐渐对经典里的"藏象、经络、脉象、穴位"等概念有了较深的见解。后来又跟随王洪图教授学习，得到王教授很高的评价，"郭朝印同志的课题思路颇具新意，符合中医传统理论。在实验研究方面创出新的途径，因而具有很好的研究价值和良好研究前景。如能成功，将对中医学研究方法有重要提高"。经过三十多年医疗实践，终于完成了对古典中医"平脉查体"医疗模式的修复。形成了具有自己独特的"平脉辨经，循脉入证，分经用药"等一套中医诊疗模式。

《黄帝内经》等中医经典，其中有大量文字不易读懂，因此建议多读书、多请教、多临床、多跟名师。《黄帝内经》中讲到这样一句话，"知其要者，一言而终，不知其要，流散无穷"。中国古人从反应"腧穴"诊断治病的医疗实践中，发现和总结的"阴阳五行"普遍规律，又成为指导中医临床各科诊断治疗的"公式定理"。只有掌握了《内经》中"平脉查体"这一技术关键，一切疑难问题就容易得到解决。比如按照脉象提示，以脉象为导向去检查相关部位的反应穴位，依据这样的反应穴位体征开药方，以及在体表找到这样的相关反应穴位的"电位点"，针刺效果就大不一样，十分明显。

郭老潜心钻研中医古籍三十多年，他通过自己反复深入浅出地体验，领会到古典中医书里的治病方法跟现行方法有些差异。他提出有些疾病需要从"解剖"角度诊断，有些疾病需要从"气象"角度中医诊脉查体辨证施治。郭老结合自己多年的实践，独立思考，他所撰写的文章都是根据自己几十年的医疗实践经验著书立说。文章有创意、有智慧，甚至一些想法和建议都有一定的临床指导价值，这是很宝贵的。

中药在治病原理方面跟西药治病原理大相径庭，所谓"调气之方，必别阴阳"。古典中药学则认为，人体某一反应穴位与某一中药在治病规律方面是相通的，某一组反应穴位与某一组中药在治病规律方面也是相通的，某一种病的症状或者临床表现必须穿插在经络穴位反应的概念之中。古人创立的十二经络病候就是一个症候群的概括，有了穴位反应的整体性，就有了药物治疗的整体性，也就是中医整体观念的体现。按照《黄帝内经》的精神，处方用药必须详细地了解疾病反应穴位的"寒热虚实表里阴阳"，这样来八纲辨证和处方用药。这也就是郭老多年来在创新中药处方技术方面的主要学术思想。

《大国医书》包括《素问精义》《灵枢真经》《神农药典》《难经心典》《经典医学入门》五个分册，是全面修复和系统完整地介绍中华传统医药文化的古典医学专著。郭老用科学的态度看待中医，用科学的方法研究中医。诸如潜心钻研反应腧穴"虚实寒热"客观体征，不断地学习总结，找到人体疾病发病和治疗的规律。从20世纪80年代初郭老就注意到将全科脉诊"平脉查体"理念注入到现行脉诊和中医药辨证施治方法之中。他深入学习《黄帝内经》等古典医籍，并不断地付诸临床，反复理论联系实际，从实践到认识，再从认识到实践，终于总结出了可以让临床疗效进一步提高，诊治过程更加简单和易学易用的的"平脉"方法和"查体"诊病方法。长期以来，郭老刻苦钻研，锲而不舍，达三十多年之久，成功来之不易。希望读者以及中医药爱好者，读了这本书，都能懂得古籍里的中医治病之道，通过体表反应穴位检查诊病来了解疾病的本质，依据经络体征处方用药以及针刺治病等。通过在这方面的学习和临床实践，在医术上一定会有一个大的提高。兹为序。

——原中华中医药学会秘书长、博士生导师　李俊德